中医药文化菁华科普
推广丛书
丛书主编：于林勇　李淳　国华

“十四五”国家重点出版物出版规划项目
中国中医科学院
科技创新工程重大攻关项目

品味本草

国华　韩玉　李玉坤　编著

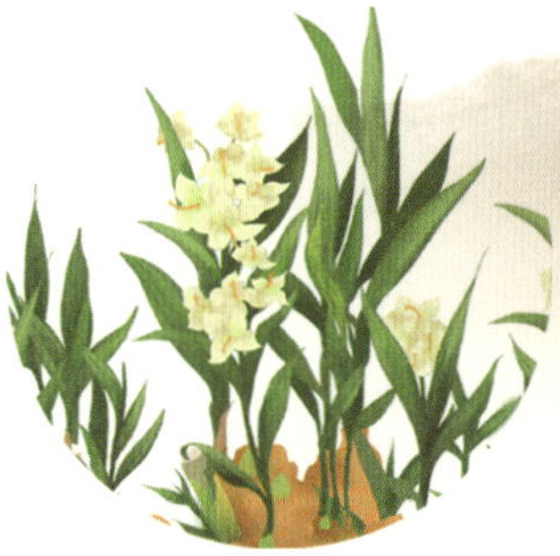

中医古籍出版社
Publishing House of Ancient Chinese Medical Books

图书在版编目（CIP）数据

品味本草 / 国华，韩玉，李玉坤编著．-- 北京：中医古籍出版社，2025．4．--（中医药文化菁华科普推广丛书 / 于林勇，李淳，国华主编）．-- ISBN 978-7-5152-2971-3

Ⅰ．R2-05

中国国家版本馆 CIP 数据核字第 20242CY214 号

品味本草
国　华　韩　玉　李玉坤　编著

策划编辑　张　欢
责任编辑　李美玲　吴　頔
特约编辑　吴海芳
封面设计　乐　山
出版发行　中医古籍出版社
社　　址　北京市东城区东直门内南小街 16 号（100700）
电　　话　010-64089446（总编室）010-64002949（发行部）
网　　址　www.zhongyiguji.com.cn
印　　刷　万卷书坊印刷（天津）有限公司
开　　本　787mm × 1092mm　1/16
印　　张　10
字　　数　110 千字
版　　次　2025 年 4 月第 1 版　2025 年 4 月第 1 次印刷
书　　号　ISBN 978-7-5152-2971-3
定　　价　58.00 元

编委会

目录 CONTENTS

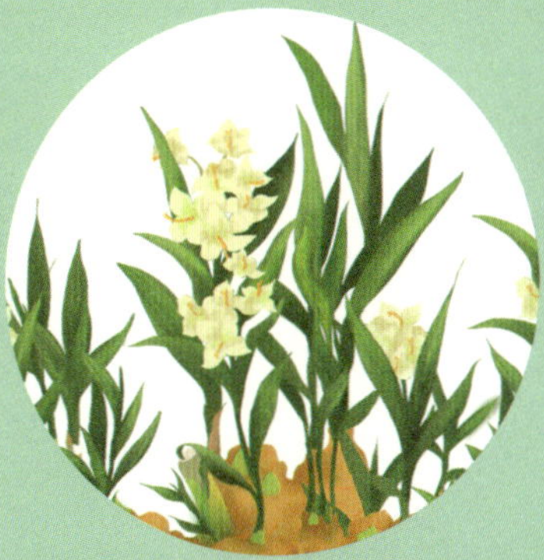

『泥土气』也是底气——姜

本草情

BENCAOQING

提起生姜，总会有很多让人印象深刻的片段——受寒感冒时一碗热气腾腾的姜汤，腹中冷痛时一杯香气袅袅的红糖姜枣茶，煲汤炖肉时不可或缺的三片生姜，海鲜盛宴时一把细细碎碎的姜末，晕车晕船时嘴里噙含的一份辛香……凭借其药食同源的特性，生姜成了中国人食谱和药膳中平凡朴素却无可替代的存在。可以说，它是万千药食中最具“泥土气息”的一味，这份泥土气，体现在沾满泥土的黄褐色皮肤上，深藏在文学作品的刻画描述中，更浸润在寻常百姓的灶台边、餐桌上。

褪去厚重的泥土，洗去岁月的铅华，细嗅生姜的温润与热烈，就会深切地感受到这片土地送给我们的礼物究竟有多么珍贵。《本草纲目》记载：“姜辛而不荤，去邪辟恶，生啖熟食，醋、酱、糟、盐、蜜煎、调和，无不宜之。可蔬可和，可果可药，其利博矣。”我想这是千百年来人们对生姜性味、功效、用法的生动注脚之一吧。

每年六七月间，气候潮湿，泥土中大量的养分快速累积，生姜也开始抽芽，这段时间的生姜被称为仔姜。《红楼梦》第五十二回中写道，一个下雪天，贾宝玉吃早餐，先是喝了两口建莲红枣汤，然后“麝月又捧过一小碟法制紫姜来，宝玉噙了一块”。这段描述中提到的紫姜便是仔姜。

仔姜脆嫩爽口，温而不燥，回味甘香。仔姜的食用方法自然也是多种多样，最常见的当属“泡仔姜”。将新鲜的仔姜洗净后，往泡菜坛里一放，加入早已在酸水里熟成的青花椒、酸豆角、泡椒等，经过密封发酵，互相予味，只需 1 周左右，它就摇身一变，成了中国人餐桌上不可多得的美食。然而，制作泡仔姜也需要娴熟的技艺，因为一不小心，空气偷溜进坛子，整坛泡姜就“功亏一篑”了。

如果耐不住这份诱惑，懒得等待，可以来一盘“溇仔姜”。这道美食的制作，同样是先把仔姜洗净，随后用木棒将其轻轻拍裂，手撕成条，用精盐溇一下，再依据个人口味把酱油、红油辣椒一放，不消说，味道好极了。辛辣的姜刺激着味蕾，在口腔中旋转跳跃，随着喉咙一紧，鲜爽的味道直冲脑门，让人欲罢不能。

吃日本料理的时候，腌制仔姜是佐餐必备，它细嫩甜润的口感让人感觉格外亲切。为了攫取孩子的目光，哄着他吃上几片，我常常赋予这道菜鲜艳的色彩，做法是将醋、糖、盐一起烧滚晾凉，再将几片洗净的紫苏叶放进去，浸两日，仔姜旋即变得朦胧鲜艳，这是紫苏的功劳，同时也增加了仔姜祛风散寒、去腥解腻、行气

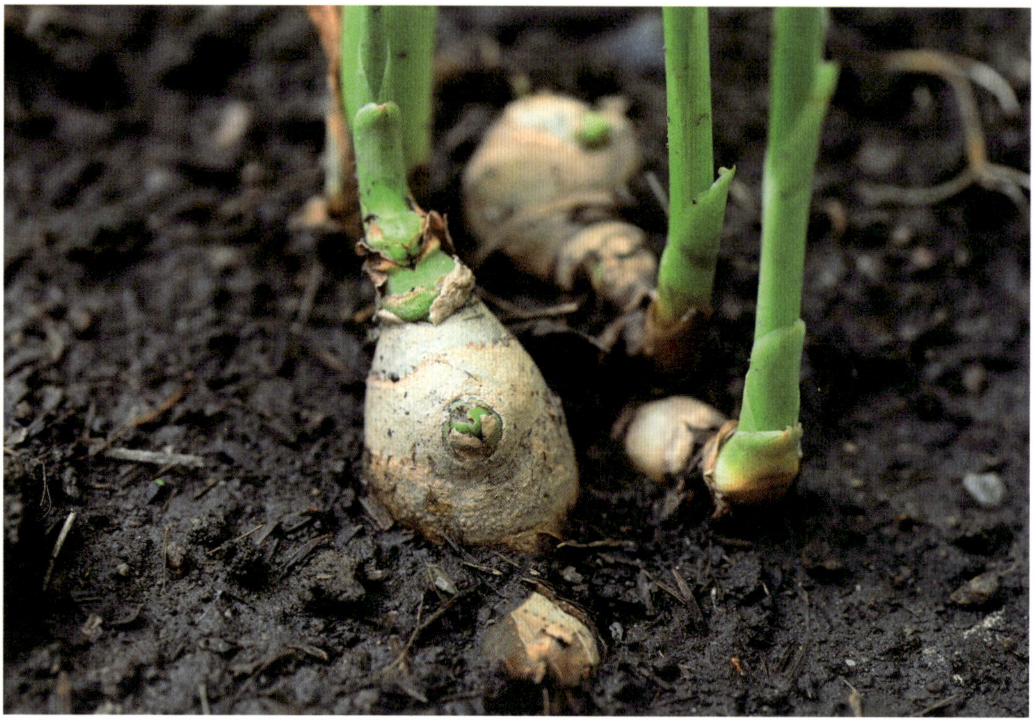

和胃的功效。

仔姜不仅可以单独成菜，也可以荤素搭配做成炒仔姜肉丝、仔姜肉片，但最有风味、百吃不厌的还是回锅肉。那一块块半肥半瘦的肉片，一片片白嫩鲜爽的仔姜，或加上大红海椒，一盛一大盘，让人垂涎欲滴，一口接一口，直吃得肚子发胀方能罢休。除炒猪肉之外，仔姜还可以与其他肉类同炒，比如仔姜鸭脯，是以仔姜切成丝炒老鸭胸脯子肉；再如清蒸江团，是用平羌小三峡特产的江团以仔姜为作料做成的。

在众多生姜参与的美食中，最受欢迎的当数糟姜。中国人食用糟姜的历史很久，特别是宋代，极为普遍。这种宠爱屡屡出现在宋人的诗文中，诗人方回在《句》中写道：“糟姜三盏酒，柏烛一瓯茶。”可见，方回不仅把糟姜作为下酒的妙物，而且认为以糟姜佐酒是一件风雅的事情，如同燃柏烛而啜茗。宋代人不仅自己食用糟姜，还以之作为佳品奉送他人。梅尧臣就写有一首《答刘原甫寄糟姜》，盛赞所送糟姜之美，曰：“无筋偃王笑，有味三閤羞。寄入翰林席，圣以不撤忧。又寄蓬门下，作赋谁肯休。”这几句诗，不仅写出了所制糟姜的脆生、味美，更写出了从上到下、人们对其赞不绝口的喜爱。

到了深秋霜降时节，姜就老了，没有了鲜嫩透黄的外衣，自然被称为老姜。我们日常生活中用到的作料，基本是老姜，它可以用来入药温胃祛寒，或熬红糖姜枣茶，或制成泡脚药包等。

现在，姜主要有三种食法。一是加入酱油、盐，腌制成姜咸菜，比比皆是，稚子可为；二是以醋、红糖浸泡，制成糖醋姜片，可佐餐，也可做小食；三是一种比较“奇”的吃法，即做“糟姜”。只不过，现在的糟姜在做法上已是比较粗疏了。一般的人家，因酒糟难得，做糟姜也只是用酱油、食盐、糖、醋泡制而成，全没有酒糟的味道，应景而已，难免让人产生一种今不如昔的伤怀之感。

其实，人生如姜。少年形如仔姜，水灵粉嫩，人见人爱，做什么都行，走哪儿去都受欢迎，但性如老姜，性热，一热，自认为天下事无所不能，也便多了几分浮躁甚至狂躁，令人为之侧目。人一老，黄皮寡脸，皱巴巴的，形如老姜，上不得台，养不了眼，但性如仔姜，性温，一温，多有自知之明，便事事淡泊从容，涵养深厚，更宜入药。

如今，人们的生活条件越来越好，过度追求奢侈的养生，将随处可寻、唾手可得的生姜、葱白、紫苏等弃若敝屣，而将人参、鹿茸、虫草、燕窝等视若珍宝。实际上，养生贵在平凡朴素的坚持，这份坚持，恰恰是我们生活中常见食物才能给予的。学会知足，平淡是福，每天早餐桌上的三片醋泡姜就已经是养生的坚守了。醋泡姜很平凡，但又很伟大。仔细品味，菜根生姜乃是世间食物中的至上之选。人大富时，吃过燕窝鲍鱼，方觉菜根滋味无穷；人极贫时，也觉菜根美味；只中间食客，口味奔大鱼大肉去了。菜根（生姜）的奢侈，非身临其境者不能体验。

菜根者，即青菜的根。菜根粗粝难食，就像是含辛茹苦的贫贱生活，若能自甘淡泊，不慕荣华，经得住生活的磨炼，必能成就伟大事业。正所谓“嚼得菜根，百事可做”。菜根虽然淡而无味，却是果实枝叶的根本。参天大树，必有其根；怀山之水，必有其源。树无根，则枯；水无根，则竭；人无根，则徨；而国无根，则亡。吃青菜时，我们一般会丢掉根部，就如同生活中那些质朴纯真的道理，常常会被我们遗忘。

“修身齐家治国平天下”，要有嚼得菜根的劲头，更要厚培菜根不忘根本，方能走得兴盛长远。世事变迁，道在菜根，在于平凡的泥土气，在于内心坚守的底气。

生活经
SHENGHUOJING

1. 聊聊“姜氏”家族

根据时令的不同，生姜有仔姜和老姜之分，仔姜又称芽姜、紫姜；晒干之后的老姜称为干姜；用照烫法将干姜烫至鼓起，表面呈棕褐色，称为炮姜；将生姜切片，用纸包煨或直接放在火中烘煨至外表呈焦黄色、内里呈黄色，称为煨姜；用照炒炭法将干姜炒至表面呈黑色、内部呈棕褐色，称为姜炭。仔姜多做食品，老姜多为配料，亦入药用，而干姜、炮姜、煨姜、姜炭常在医生的药方中才能窥见身影。

“姜氏”家族虽为同宗同根，但它们的外观、性味、功效、用法皆有差异。

生姜，属解表药，又有“呕家圣药”之称，性微温，味辛，有发汗解表，温中止呕，温肺止咳，解鱼虾蟹、半夏、南星毒等功效。在感受风寒，出现鼻塞、流清涕、肢体酸痛时，喝一碗姜汤可以发散风寒；在风寒咳嗽、恶心呕吐时，含一片生姜可以止咳、止呕；在烹饪海鲜时，加几片生姜可以中和寒凉之性；在熬煮中药时，医生有时会嘱咐患者切上三片生姜以协同增效。

干姜，属温里药，性热，味辛，归脾、胃、肺经，擅长温中散寒、健运脾阳、回阳通脉、温肺化饮，可用于脘腹冷痛、呕吐泄泻、亡阳厥逆、寒饮喘咳、寒湿痹痛等病症。干姜的温热之性仅次于附子，但较附子常用。干姜性偏温燥，阴虚火旺者慎用，有咽痛、咽干、大便秘结等热证表现者也不宜使用。

炮姜，质地疏松，气香，性温，味苦、辛，归脾、胃、肝经，有温中散寒、温经止泻之功效。炮姜的辛燥之性较干姜弱，但温经作用缓和持久，多用于虚寒性腹痛、腹泻。如中医治疗产后恶露不净的生化汤、治疗脾胃虚寒之腹痛腹泻的附子理中丸都用了炮姜。

中医认为生姜走而不守，干姜能走能守，炮姜守而不走。至于煨姜，是用生姜煨熟而成，比生姜则不散，比干姜则不燥，其性与炮姜略同而力较逊，主温里而治胃腹冷。

2. 如何挑选生姜？

不良商贩会将品相不好的生姜用水浸泡后，再使用有毒化工原料硫黄进行熏制，这样可以让生姜看起来更水嫩，颜色更黄亮，就像刚采摘的一样。我们在挑选生姜时要注意甄别。

先是看，看颜色。品质好的生姜表皮粗糙，黄色较暗，千万不要购买那种表皮颜色亮丽的生姜，它们十有八九是用硫黄熏的。硫黄姜色浅黄，表面光滑，表皮脆弱，容易破皮，不容易保存。如果你买的生姜很短时间就发霉了，就要警惕是不是买到了硫黄姜。

再是闻，闻气味。硫黄姜闻起来气味刺鼻，是其表面附有硫黄的缘故。如果遇到这样的生姜千万不要购买。

后是捏，用手捏。用手捏一捏，软的生姜不要购买，这至少说明是放置时间过长，不新鲜了，水分流失了。用手一捏就出水的姜也不要购买，因为这样的生姜往往是发霉的生姜，吃了不仅对身体没好处，还会危害健康。

3. 生姜是带皮用还是去皮用?

中医认为，生姜肉性味辛温，具有发表散寒、温胃止呕等功效，适用于风寒感冒、脾胃虚寒引起的胃痛呕吐、女性经期受寒及寒性痛经者。生姜皮性味辛凉、微寒，有止汗的功效，与生姜肉的药性正好相反，因此生姜在用于上述病症时最好是去掉皮，以免妨碍生姜发挥其辛温解表的功能。此外，生姜皮还具有行水消肿的作用，故生姜用于治疗水肿时，最好不要去皮，特别是当这类患者还有便秘、口臭、痈疮、痔疮等内热症状时，更应使用生姜皮，而不是生姜，这样就可以避免热性的生姜阻碍姜皮散火除热、利水消肿功效的发挥。

至于生姜入菜，为保持生姜药性的凉热平衡，一般不必去皮，洗净即可，尤其在气候寒冷的冬季，在烹调羊肉、火锅等热性菜肴时，最好是放不去皮的生姜，只有在食用螃蟹、苦瓜等寒凉性菜肴时，或对于脾胃虚寒者，才建议去掉生姜皮。

值得一提的是，姜皮具有利水消肿、止痒的功效，将姜皮晒干后，每次取 5 ～ 10 克煎煮后泡脚，可以治疗脚肿、脚气瘙痒等。

4. 为什么说“冬吃萝卜夏吃姜”？

“冬吃萝卜夏吃姜”蕴含着传统养生智慧。冬季阳气内敛，向里向内收藏，人体处于外阴内阳的状态，加之为了抵御寒冷，人们往往会摄入较多的温热性食物，且天冷外出和运动量减少，身体内部易生热积滞。萝卜性凉，味辛、甘，有下气消食、除痰润肺等功效，能帮助消化，调节气机，减轻肠胃负担，平衡冬季饮食的温热之性，预防上火等。反之，夏季阳气蒸腾，向上向外发散，人体处于外阳内阴的状态，加之贪凉饮冷，如人们常食用大量的冷饮、凉菜等，易损伤脾胃阳气。姜性温，可解表散寒、温中止呕、化痰止咳等，食用生姜能振奋脾胃功能，促进消化吸收，驱散体内寒邪，防止因过度贪凉导致的脾胃虚寒、腹痛腹泻等病症。如此，萝卜与姜在不同季节发挥着独特作用，遵循此饮食原则，有助于人们顺应季节变化来调养身体，保持健康。

5.“过午不食姜”的说法有没有科学依据?

中医认为，生姜性温，具有发散之性。白天人体阳气旺盛，适量食用姜可借助其发散之力，促进气血运行、帮助消化、振奋精神等，有利于人体的生理活动。然而到了午后，尤其是傍晚及夜间，人体阳气逐渐收敛，阴气开始上升。此时若食用生姜，其温散之力可能会扰动人体收敛的阳气，使阳气不能顺利潜藏，导致人体阴阳失调。长此以往，可能会影响睡眠质量，出现失眠多梦等情况，也可能对身体的新陈代谢、脏腑功能的正常节律产生不良影响，比如加重心脏负担、影响脾胃在夜间的休养生息等，从而不利于身体健康。

“过午不食姜”实际上是提醒我们，食用生姜有助阳的作用，不代表绝对不能吃。晚餐如果吃鱼、虾、蟹，还是应该配生姜来中和寒凉之性的。

6. 姜发芽了还能吃吗？

发芽的生姜是无毒的，可以继续吃，但腐烂和有霉点的生姜是不能食用的，它会产生一种毒性很强的物质——黄樟素，被胃肠吸收后，很快到达肝脏，使肝细胞普遍中毒变性。很少量的烂生姜就足以造成较大损害，千万不可食用。

7. “男子不可百日无姜”是说姜适合男人吃吗？女人可不可以常吃姜呢？

中医认为，姜是助阳之品，自古以来素有“男子不可百日无姜”的说法。现代临床药理学研究发现，姜具有加快新陈代谢、抗炎镇痛作用，同时能兴奋人体多个系统，还能调节男性前列腺功能，治疗中老年男性前列腺疾病以及性功能障碍等，因此，姜常用于男性保健。

如果脾胃寒凉，食欲不振，可以经常含服鲜姜片，鲜姜能刺激胃液分泌，促进消化。做法：每天早上起来饮一杯温开水，然后将

4～5片鲜生姜薄片放在嘴里慢慢咀嚼，让生姜的气味在口腔内散发，扩散到肠胃内和鼻孔外。

“男子不可百日无姜”强调的是姜的助阳之性，因此无论男女，如果有怕冷等阳虚表现，均可食用生姜以助阳。

美食行

MEISHIXING

1. 容颜不老方（养颜姜）

来源：明代董宿辑录《奇效良方》。

材料：生姜 500 克，大枣 250 克，小茴香 200 克，甘草 150 克，食盐 100 克，丁香、沉香各 25 克。

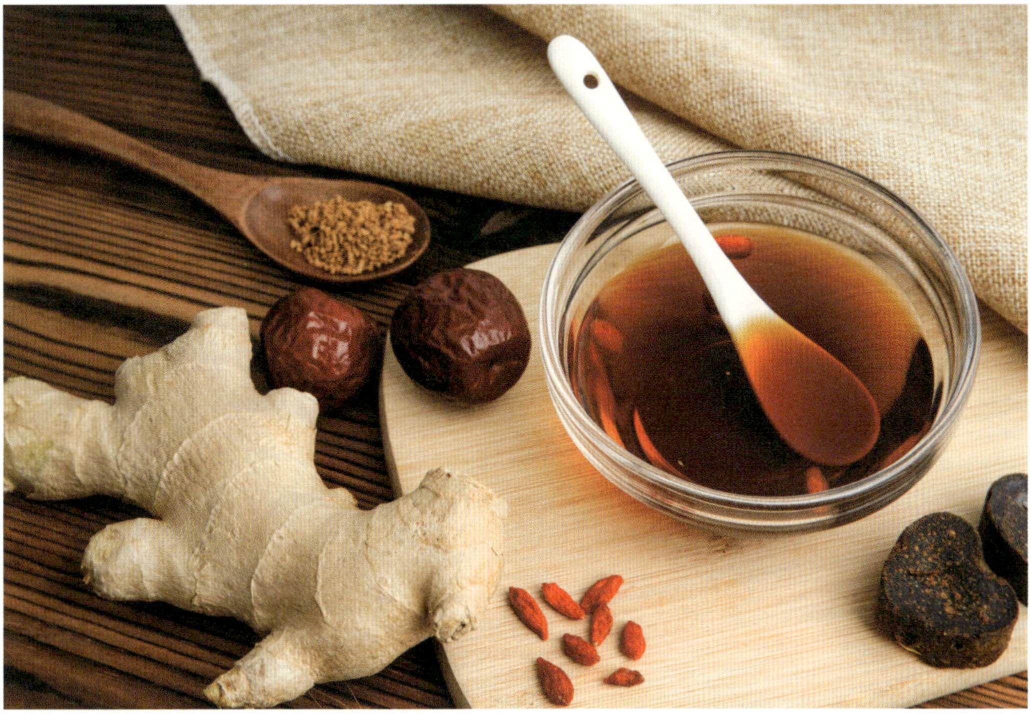

制法：将上述 7 味食材共研为细末，混匀。

用法：每日清晨取药末 10 ～ 15 克，水煎 10 分钟或用沸水焖泡 20 分钟后饮用。

功效：《奇效良方》记载的容颜不老方：“一斤生姜半斤枣，二两白盐三两草，丁香沉香各半两，四两茴香一处捣。煎也好，煮也好，修合此药胜如宝。每日清晨饮一杯，一世容颜长不老。”方中生姜健脾胃、散风寒，前人有延年须“不撤姜食”的说法；大枣能益气血、补脾胃，为果中仙品，维生素含量为百果之冠，医书中有“久服不饥仙”的记载，近代有“活维生素丸”的称谓，民间有“日食三枣，肥健不老”的谚语。姜、枣为主药，再配合其他芳香健脾开胃药物，能使脾胃强健。中医认为“脾胃为后天之本”，饮食中的营养物质能正常被吸收，人体的气血便充足，充沛的气血不断灌注肌肤和面容，容貌就不易衰老。

2. 五美姜

来源：明代高濂《遵生八笺》。

材料：干姜 50 克，盐渍白梅 50 克，甘松 10 克，檀香 20 克，甘草 50 克。

做法：上 5 味药，干姜切片，盐渍白梅去核，和甘松、檀香、甘草共同研为细末，混合均匀。

用法：每天晨起取 1 克药末，开水冲服，连服 2 个月。

功效：《遵生八笺》记载的五美姜做法：“嫩姜一斤，切片，用白梅半斤，打碎，去仁，入炒盐二两拌匀，晒三日。次入甘松一钱，甘草五钱，檀香末二钱，又拌，晒三日收用。”这款药膳能祛风散寒、温养肝阳。其中，干姜性温，有发散风寒、温胃、助阳气的作用；盐渍白梅有疏肝健脾和胃的作用；甘草则被称为“中药里的和事佬”，具有补气健脾的功效，助干姜补养阳气；檀香能够理气祛寒；甘松有开郁健脾、疏肝理气的作用。

3. 糟姜

来源：明代高濂《遵生八笺》。

材料：仔姜 500 克，食用盐、白糖各适量。

做法：原书记载的做法是“姜一斤，糟一斤，盐五两，拣社日前可糟，不要见水，不可损了姜皮。用干布擦去泥，晒半干后，糟、盐拌之，入瓮”。选用白露节气前的仔姜，清水洗净后，去掉根头、残茎及外皮，切薄片，用盐腌 3 ～ 5 分钟后清水洗净，放入容器中，撒上盐，淋上醋，拌匀，并可根据个人口味加入适量白糖。封盖，于阴凉通风处密封 7 天后即可食用。

用法：随餐佐食，每次 3 ～ 5 片。

功效：温中消食开胃，解腥臊之气。

4. 醋泡姜

来源：2010 年中央电视台《中华医药》栏目做了一期节目《健康故事：国医大师路志正　我的健康“姜”中来》，当年已 90 多岁

高龄的路老还坚持1周3个上午的门诊，平时还要开会和做一些保健工作，让人称奇的是体检报告显示，他的血管弹性跟四五十岁的健康男子是一样的。路老告诉大家一个很简单的养生方法，就是每天早上吃3片用醋浸过的生姜。

材料：生姜1块（最好选用鲜姜），米醋或陈醋1瓶。

做法：生姜切均匀薄片（无须去皮），放入无水无油的洁净容器中，倒入米醋或陈醋，务必没过生姜，密封后放置在阴凉通风处，如天气较热，也可放在冰箱中储存，1周后就可以食用了。

用法：每天佐早餐食用3片。

功效：姜擅长宣发阳明经的阳气，早晨正是气血流注阳明胃经之时，此时吃姜，正好生发胃气，促进消化。而且，姜性味辛温，能加快血液流动，有提神的功效。

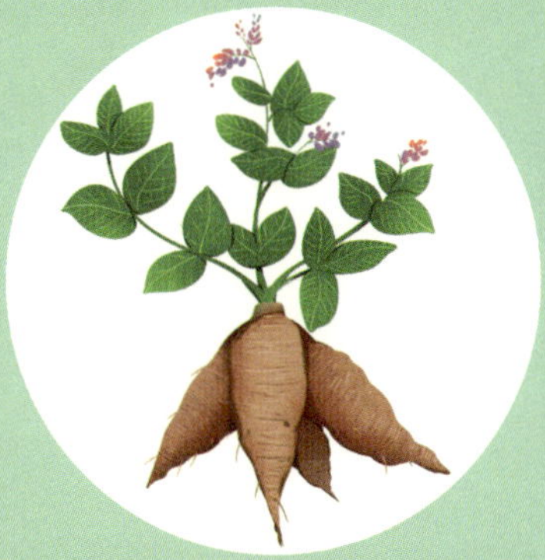

大地深处的馈赠——

葛根

本草情

BENCAOQING

在那片熟悉的山野之间，葛根如同一位隐匿于时光深处的老友，默默地诉说着岁月的故事。

“葛之覃兮，施于中谷，维叶萋萋”。《诗经》中的这句诗，仿佛是对葛根最初的礼赞。儿时，每至秋末冬初，爷爷总会带着我走进那连绵的山峦。在向阳的山坡上，野生的葛根藤蜿蜒匍匐。爷爷手持锄头，顺着藤茎小心翼翼地挖掘，我则在一旁睁大眼睛好奇地观望。当那粗壮的葛根从泥土中缓缓露出，带着大地的温度与质朴，我的心中满是对这自然馈赠的敬畏。

葛根，它貌不惊人，褐色的表皮粗糙而坚韧，形状或曲或直，犹如大地深处盘桓的根脉。然而，当你将它洗净、切片、研磨，它便释放出无尽的魅力。葛根粉，似雪般洁白细腻，用沸水冲调，瞬间化为一碗晶莹剔透的羹汤。轻啜一口，便有淡淡的清甜在舌尖散开，继而是一种别样的清香萦绕口腔，那味道仿佛是山林间的晨雾，纯净而悠远。

葛根

我十多岁的时候，遇到邻居阿姨生孩子，产后气血亏虚，乳汁稀少，面色苍白如纸，身体虚弱不堪。姥姥听闻，赶忙捧出家中珍藏的葛根粉，悉心传授烹制之法。邻居阿姨依言调养，月余再相见时，她已容光焕发，乳汁畅流，怀中婴孩亦健康茁壮。那一刻，葛根的神奇滋补之力深深烙印在我心间，原来这质朴的葛根竟是女性产后恢复的得力助手，它能补气血、通乳络，如春日暖阳，温煦着母婴的世界。

翻开古老的医籍，葛根犹如一颗璀璨的明珠，在泛黄的书页间熠熠生辉。《伤寒论》中记载的葛根汤，能解肌退热，宛如清风拂去体表的炽热；又能生津止渴，似甘霖润泽干涸的咽喉。葛根性凉，味甘、辛，归脾、胃经，升阳止泻，为泄泻之疾带来转机；通经活络，如疏通河道的工匠，让气血经脉畅行无阻。在中医的历史长河中，它是医者手中的利器，为无数患者排忧解难。

然而，世间万物皆有其两面性，葛根亦有食用禁忌。葛根性凉，对于体质虚寒之人，尤其是脾胃虚寒、经常腹泻的人群，过量食用葛根可能会加重体内的寒邪，导致脾胃功能进一步受损，引发消化不良、腹痛加剧等症状。此外，由于葛根具有降压作用，所以低血压患者也不宜大量食用，以免血压过低，引发头晕、乏力等。在食用葛根时，我们需要倾听身体的声音，遵循适度原则，方能在享受葛根益处的同时，避免可能带来的不良影响。

如今，我已远离那片山林，然而葛根的身影却时常浮现于心间。每见集市上售卖的葛根制品，总会忆起爷爷挖掘葛根时的专注神情，忆起那一碗碗清香的葛根羹。葛根，它是大地的馈赠，是岁月长河中永不褪色的记忆，承载着乡情与温暖，在生命的旅程中，静静散发着它独有的芬芳，让我在尘世的喧嚣中，依然能寻得那份来自自然的宁静与慰藉。

生活经

SHENGHUOJING

1. 粉葛与柴葛有什么区别?

从植物形态看，粉葛是甘葛藤的根，藤蔓粗壮，叶子宽大，根块肥大，外皮较薄；柴葛是野葛的根，藤蔓较细，叶片较小，根呈长圆柱形，外皮粗糙。

化学成分方面，粉葛的淀粉含量高，约为30%，黄酮类化合物含量相对低；柴葛中黄酮类化合物尤其是葛根素含量高，淀粉含量低。

药用功效方面，两者都能解肌退热、生津止渴、升阳止泻，不过粉葛退热作用稍弱，更擅长解酒毒，且口感粉糯，在食用方面较有优势。柴葛解肌退热作用强，尤其适用于外感高热不退的情况，其葛根素含量高，质地更适合提取有效成分制药。

2. 葛根的“黄金搭档”有哪些?

葛根有不少“黄金搭档”。

1）黄芩

葛根解肌退热，黄芩清热燥湿、泻火解毒，二者协同，可用于治疗外感发热伴有肺热咳嗽、高热烦渴等症状，能有效清解表里之热，增强清热效果。

2）升麻

葛根升脾胃清阳而止泻痢，升麻升阳举陷，二者合用，对于脾气下陷导致的久泻不止、脱肛等病症有很好的疗效；还能提升阳气，助力身体恢复正气。

3）丹参

葛根能扩张血管，改善微循环；丹参活血化瘀，通经止痛。二者共同作用，可防治心血管疾病，如缓解冠心病心绞痛，改善心肌缺血等，促进血液循环，保护心脏健康。

4）菊花

葛根解肌清热，菊花清肝明目，疏风散热，二者配伍，适用于发热、咽痛、目赤肿痛等因风热之邪侵袭而产生的不适。

3. 葛根的生活妙用

葛根在生活中有诸多妙用。

在饮食方面，葛根磨粉后可制作葛根饼，葛根饼口感软糯且营养丰富；也可在熬粥时加入适量葛根粉，能使粥品更具风味与养生功效，起到健脾养胃、促进消化的作用。

葛根中含有的异黄酮类物质具有类似雌激素的作用。对于爱美的女性，用葛根煮水或制成面膜后敷脸，有助于改善肌肤状态，增加肌肤弹性，减少皱纹生成。

葛根能促进血液循环，取葛根片泡茶饮用，可减轻因长时间工作或学习导致的身体疲劳感，尤其是能缓解颈部和肩部的肌肉紧张。

另外，葛根的清香气味还可用于家居除味。将干燥的葛根放置在衣柜或室内角落能有效吸收异味，使空气保持清新自然，其天然的属性也让它成为环保的家居小助手。

4. 葛根能丰胸吗？

葛根可能对丰胸有辅助作用，但不能将其视为丰胸的特效食品。葛根含有的异黄酮类物质，其结构与雌激素相似。雌激素可作用于乳腺组织，促进其生长发育，葛根中的异黄酮能模拟这种作用，对乳房产生微弱的刺激使其发育。然而，乳房大小受脂肪、乳腺组织、遗传及整体身体状况等多种因素共同影响，并非仅靠葛根就能发生显著改变。目前并无足够临床研究证实葛根可大幅提升乳房尺寸。在现实中，尽管有葛根粉等相关产品宣称有丰胸功效，但因个体体质、内分泌状况及基因差异，效果参差不齐。而且，过量食用葛根，可能会扰乱人体内分泌平衡，引发月经失调等健康问题。所以，不能单纯依赖葛根实现丰胸目标，而且使用时须谨慎并遵循专业建议。

美食行

MEISHIXING

1. 葛花解酒汤

出处：元代李东垣《脾胃论》葛花解醒汤化裁。

材料：葛花 9 克，葛根 9 克，枳椇子 5 克。

做法：葛花、葛根、枳椇子洗净后，加水大火烧开转小火煎煮 10 ～ 20 分钟。

用法：小口频服，代茶饮用。

功效：中西医都证明过这 3 味药能解酒。《千金方》中记载："葛根，治酒醉不醒。"葛根中的大豆苷有助于减轻乙醇的毒性，可降低血液中乙醇的含量，促进乙醇的代谢，达到解酒的目的。葛花有解酒醒脾、止血的功效。葛花中含有的皂苷和异黄酮类物质同样具有解酒的功效，可加速乙醇的分解，保护胃黏膜，减缓身体对乙醇的吸收，并且保护肝脏。枳椇子含葡萄糖、果糖、过氧化物酶等，能显著降低乙醇在血液中的浓度，促进乙醇的清除，消除酒后体内产生的过量自由基，阻碍过氧化脂质的形成，从而减轻乙醇对肝组织的损伤，避免酒精中毒导致各种代谢异常而诱发各种疾病。

但是这个方子不能多服久服，原因如下：一是"是药三分毒"；

二是本方有些寒凉，不能没有医生指导就把它当成每次喝酒前解酒、提高酒量的“神汤”，而且血压低、心动过缓的朋友不宜服用，因为它能降压、减慢心率。

2. 生葛根汁

出处：东汉张仲景《伤寒杂病论》。

材料：鲜葛根适量。

做法：将鲜葛根洗净，捣汁服用。

功效：生葛根汁可清热生津，常用于治疗外感发热、头痛、项背强痛，以及消渴病引起的口干、口渴等症状。高热后口干口渴明显的人群，还可以将鲜葛根与芦根、白茅根等一同煎汤，当茶饮用，能增强清热生津效果，缓解症状。

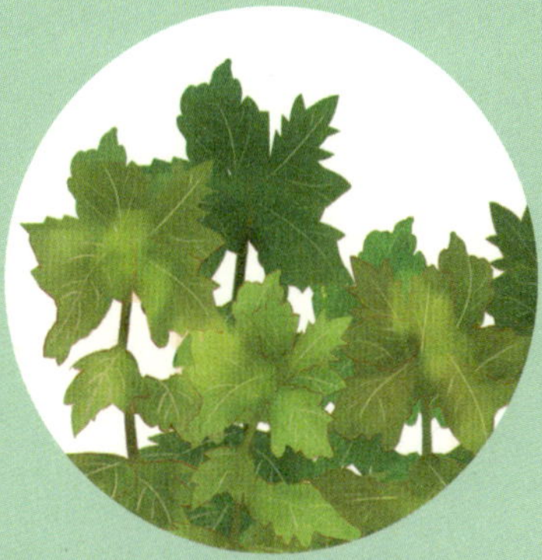

掉进温柔乡——艾

本草情

BENCAOQING

五月，万物已经舒展开春意困倦的腰肢，抖擞起精神，到达快速生长的时期。潮湿温润的空气，为万物生长提供了适宜的条件，却也带来了一些不速之客，一股看不见的秽浊之气尾随着初夏的热浪席卷而至，空气中的病毒和细菌开始肆意生长和蔓延。

大自然是最公允的母亲，为了抵抗这股秽浊之气，她派出了五月的使者——艾。得益于立夏的雨水充足，艾草尽情生长着，一簇簇的煞是喜人，微风拂过，一层层如波浪般此起彼伏，特有的香气扑面而来，顺着鼻子狡猾地钻进去，一下子勾起了人们心底最温暖和熟悉的记忆。

“彼采艾兮，一日不见，如三岁兮”“何昔日之芳草兮，今直为此萧艾也”。从《诗经》《楚辞》的吟诵中，我们深知中国人对“艾”的情意，“艾”呀，“爱”呀，都是最温暖炽热的表达，却又朴素含蓄地活跃在日常生活中。

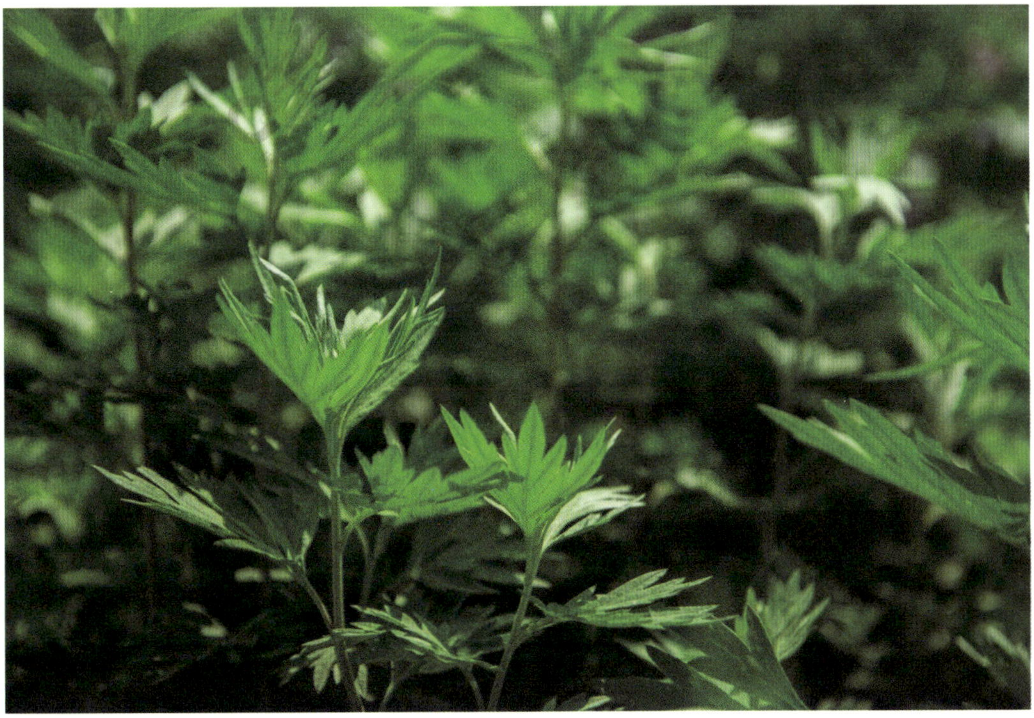

俗话说“清明插柳，端午插艾”，与二十四节气一样，艾草是刻在中国人骨子里的记忆。每年的端午节，艾草与菖蒲被悬挂在门楣与床头，用来驱邪避祟。当然，邪祟一说并不可信，但是艾草与菖蒲发出的特殊芳香可以驱除蚊虫、蟑螂与蜈蚣之类的有害动物。端午时节，正值南方最潮湿的季节，蚊虫活跃，家家户户都会悬挂艾草，这种习俗已有千年之久了。当然，端午插艾，插的不只是艾，插的是时光，插的是我们一脉相承的传统和生活。

民间有“遍插艾草在庭间，百毒百邪不敢侵”的说法，艾草也是中医钟爱的药材。古人有种艾的习惯，将艾随手种在门前屋后，以备不时之需。艾是极容易生长的植物，古人视之为贱草，哪怕土壤贫瘠，一旦落地生根，就会无声无息地蓬勃生长。艾的生命力极强，割去一茬，新的一茬又会很快长出来，即便是秋后秆叶枯萎，到了来年的春天，又会顽强地冒出一片新绿，并且疯狂地长成一片蓬勃的葱郁。新艾是止血的佳品，若是有刀伤，把艾叶嚼出苦汁敷到伤口上，不久伤口便会停止渗血。

艾一般在入秋时收割。人们把艾晾干后，摘下叶片，保存在干燥阴凉处，防止生虫，等干透了就用罐子密闭储存，两三年之后，这些陈年的老艾就成宝贝了。古语云："家有三年艾，医生不用来。"《孟子》中也有"七年之病，当求三年之艾"的说法。李时珍在《本草纲目》里记载："凡用艾叶，须用陈久者，治令细软，谓之熟艾。若生艾灸火，则伤人肌脉。"

陈艾最常被制成艾条或者艾炷用来艾灸，是祛寒湿、通经络、行气血的佳品。用艾制作的中成药也不少，如治疗宫寒、月经不调、痛经的艾附暖宫丸；陈艾做的蚊香能清洁环境，还能防止蚊虫叮咬，做成枕头可以安神醒脑，做成坐垫可以预防痔疮；反复揉捻成的艾绒是做书画印泥必不可少的材料。过去，农村人把陈艾缝进肚兜里给小孩子护脐，小孩子用了之后不容易腹痛，也不会吹了冷风就流鼻涕。

小时候，我常见院子里有人向我爷爷讨要陈艾，不需要多，一小撮即可，投入砂罐里煮水，小孩子吃了可以化食消除腹胀。后来，我了解到日本人至今有煮艾茶的习惯，在艾长势最好的时候将其摘下来晾干，需要饮用时用柴火铁炉煮水，味道微苦，有药香，可以杀菌消食，对肠胃极好。

艾还是一种很好的食材，清明前后的艾草青青的、嫩嫩的，摘些艾尖或者嫩叶，掺到糯米粉里做成艾叶粑粑；有些地方把艾叶与糯米舂成糍粑，成色鲜亮，现在这种艾叶糍粑在南方还是很常见，用火烤着吃，带着清香的味道，实在是妙不可言。

寒食节最受欢迎的传统美食莫过于“青团”了。它在清初诗人袁枚所著的《随园食单》中就出现了，书中语句极为简洁精练：“青糕、青团。捣青草为汁，和粉作糕团。色如碧玉。”袁枚是出了名的才子，诗文方面与纪晓岚齐名，号称“南袁北纪”，而他最负盛名的还要数“吃”。在这里，袁枚用短短几个字描述了青团的制作过程后，还不忘带一笔“色如碧玉”。后世的读书人在清明时节若无意翻书看到这 4 个字，恐怕会饥肠辘辘一番。《随园食单》只说“捣青草为汁”却没说是哪种青草，其实青团与其“近亲同族们”所用的原料相近，以艾叶居多，除此之外还有鼠曲草和麦青等。艾叶除了捣汁和面制成食物之外，还可以挂在门口辟邪，古老的传统中自有一股浓浓的田园牧歌式风情。绿色的点心与绿色的季节相互辉映，似乎也寄托着人们对先祖的哀思。

随着新媒体短视频平台的兴起，各种制作青团的视频铺天盖地，从原料上的差异到制作步骤的区别，再到各色各样的团子粉墨登场，青团俨然已经不再只属于原本的季节，也渐渐从节日的代表性美食变成了餐桌上的常见美食。而说起各地区、各民族不同的青团制作方法，就不得不提一下青团内部馅料的问题和“甜咸之争”

了。“甜派”的馅料以豆沙为主，也有用白果的；而“咸派”则以春笋肉丁、荠菜、香干马兰头，以及“网红”咸蛋瘦肉为主。其实，“南方喜欢咸口，北方喜欢甜口”似乎是不争的事实，不管离家多远多久，我们总不会忘记家乡的味道。

艾草像是五月的孩子，它在生长最旺盛时被割下来，悬吊，为人类护佑，像一把琴，又像是一个感叹号。它更像是上天赐给人类的仙子，带给人美好的同时，也实现了自己的价值。如此想来，脑海里的艾草突然变得温柔起来，连带着丝丝的艾香也变得温和，不再刺鼻了。

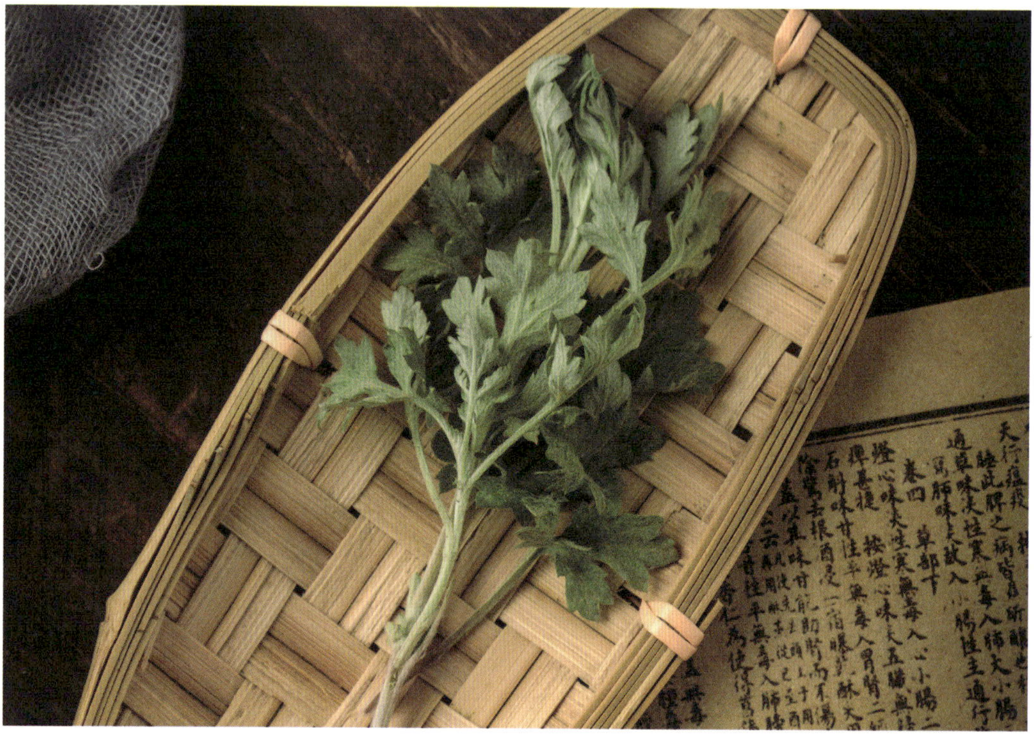

生活经

SHENGHUOJING

1. 什么时间适合艾灸?

以一年来说，节气（二十四节气）艾灸最好。人感天地之气而生，必然受天地之气影响。节气时，天地气机变化剧烈，节气灸就显得尤为重要。艾之火是纯阳之火，每个节气前后的 1 周左右都很适合用艾灸防病、调病。建议大家在节气之时，多做保健灸（艾灸中脘、神阙、关元来保健养生，有降阴浊、泄风气、扶阳固本之功）。

以季节来说，夏季、冬季艾灸更好。夏季，尤其是三伏天，为一年中阳气最旺之时，此时人体阳气最旺，新陈代谢也较旺盛。天阳下济，地热上腾，天地之气上下交汇，此时人体最应该顺应天序，养好阳。此时艾灸不仅可以抵抗夏季的暑、湿，使人不容易生病，还可以为秋冬储备阳气，让人体在冬天有足够的阳气对抗阴寒之气，提高抗病能力。冬天，尤其是三九天，是一年中最冷的时候，此时阳气敛藏，气血不畅，皮肤干燥，毛孔闭塞，在此时进行艾灸，能温阳益气，提高抵抗力。因此，每年冬天，尤其是三九天时进行艾灸，可以加强和巩固夏季艾灸的疗效。

从一日来说，上午灸最好。人体的阳气与自然界阴阳消长的变化密切相关，早上阳气生发，中午阳气最盛，晚上阳气潜藏。人要根据自然界的这个变化来安排饮食起居，但是现代人受繁忙的工作影响，没办法遵从自然规律艾灸怎么办？没关系，只要记住这两个时间不艾灸就可以了。晚上 9—11 点为亥时，也就是“人定”，这个时候人应该安静下来；晚上 11 点—凌晨 1 点为子时，是自然界和人体阴气最盛的时候，也是人体经气“合阴”的时候，这时睡觉最利于“养阴”。艾灸主生发阳气，因此，晚上艾灸往往会影响睡眠，还可能伤阴。

2. 什么人不适合艾灸?

医圣孙思邈自述其幼时体弱多病，中年喜欢艾灸，常常“艾火遍身烧”，尤其是艾灸足三里。他到了 90 岁高龄仍能视听不衰，神采甚茂，甚至到了 100 岁还能精力充沛地著书立说，他撰写的《千金方》《千金翼方》记录了大量有关艾灸的内容。艾灸发展至今，其适应证十分广泛，现在尚存有《明堂灸经》《备急灸法》《扁鹊心书》等书，其中记述的灸法适应证很广，包含了内、外、妇、儿各科的急、慢性疾病。

艾灸的功效有很多，但不是每个人都适合艾灸。阴虚火旺的人和热性体质的人做艾灸会使“上火”的现象加重；皮肤有炎症出现溃烂时，尽量不要做艾灸；过敏体质的人，尤其是对艾绒过敏的人，不能做艾灸；高血压患者在血压升高期间不能做艾灸；部分心率过快、肿瘤患者若要做艾灸也需要遵医嘱。

3. 5 步教你选购品质好的艾灸产品

艾灸是很多朋友乐于实践，并获益匪浅的养生保健方法，但是如何选购一款物美价廉效宏的艾灸产品呢？下面教大家从 5 个方面慧眼识金。

1）产地

中医用药讲究“道地药材”，目前艾灸产品主要出产于河南南阳和湖北蕲春，两地的艾灸产品品质都不错。

2）年份

艾条的年份是指艾条是几年陈的，它是根据艾叶的陈存时间来决定的。比如，艾叶晒干后，储存 3 年制成的艾条就是三年陈。现在市面上的艾灸产品年份标注令人眼花缭乱，到底该选几年陈呢？俗话说：“家有三年艾，郎中不用来。”建议选择 3 年及以上的，要尽量避免买到虚标年份的产品。

3）比例

艾条比例就是指多少艾叶制作 1 千克艾绒，比如 10 ：1 就是 10 千克艾叶打出 1 千克艾绒，理论上比例越高，艾绒含量越高，纯度越高。

4）制作

在工业化高度发达的今天，能用古法制艾实属不易。下面分享给大家古法制艾的流程。第一，艾草的陈放。艾草经过收割、去除枝杆、捋取净叶后，放在通风良好的货架上，进行陈放。第二，加工艾绒前的人工挑选，去掉艾叶中的小枝梗和杂质等，以便捣制。第三，醒艾。艾草经过了3年以上的陈放，使用时要将其放在专用的木架上，唤醒，去除潮气。第四，杵捣。把艾叶放入石臼内进行杵捣，然后人工过筛去渣，再进行人工杵捣，捣完继续过筛，过筛后再杵捣……杵捣—过筛—杵捣，如此反复三四遍。第五，获取艾绒卷制。经过反复多次地捶打，获取可以艾灸用的艾绒。使用桑皮纸卷制艾条，再用糯米胶粘合，则制成了一支上等的艾条。

5）艾烟

直接将艾叶粉碎，过滤杂质（提纯），得到艾绒，然后直接用桑皮纸或者白皮纸将艾绒卷成条就是有烟艾条。将艾叶翻炒，脱水，碳化，然后粉碎成为艾粉，加入水和其他对人体无害的黏合剂制作成艾条，最后用机器将其切割成一段一段的就是无烟艾条。从二者的制作流程以及工艺上不难发现，无烟艾条是将艾叶炭化之后制作而成的，这个制作过程中有可能出现以下两个问题：第一，艾叶可能含有艾杆，因为已经炭化粉碎，所以就算有杆子、有杂质或者提纯度不够，消费者也难以看出区别。第二，碳化的过程中艾叶药用成分的活性是否有所降低还有待商榷，毕竟从艾叶到艾碳已经是发生了化学变化了。第三，无烟艾条并非真正的无烟，只是相对于有烟艾条，烟雾非常小而已。而艾的烟雾对人体无害，还能消毒杀菌，只是气味是不美的。所以，推荐使用有烟艾条，因为有烟艾条能直观地看到艾条质量、艾绒比例，艾灸效果也更好。

4. 家庭艾灸的常用操作方法

1）艾炷灸法

直接灸：将艾炷直接放在穴位上施灸，待艾炷快燃尽时，或被灸者感到烫时，立刻换一个艾炷点燃。每燃 1 个艾炷叫 1 壮。实际操作时需根据病情决定施灸壮数，一般每穴每次可灸 3 壮、5 壮、9 壮不等；并根据穴位所在的部位，酌情选用大小适宜的艾炷。头部宜用麦粒大小的艾炷，腹部宜用大一些的艾炷。

间接灸：隔以姜片、蒜片、盐粒等点燃施灸的方法。隔姜灸多用于阳虚证，如体弱或表现为动则气喘、出汗、无力等；隔蒜灸多用于治疗外科疾患，如疖肿初起等；隔盐灸常用于治疗虚脱等。

2）艾条灸法

温和灸：将艾条一端点燃后，对准穴位，距穴位所在皮肤 2cm 左右进行熏烤，使穴位处产生温热感而以不感到灼热为度。

回旋灸（又称熨热灸）：将点燃后的艾条对准穴位或患部熏烤，患者感到温热后，就将艾条缓慢地来回移动或做环形移动，以扩大温热刺激的范围。

雀啄灸：将燃着的艾条对准穴位，像鸟雀啄食一样，有节奏地一起一落，出现热烫感觉就抬起。如此反复多次，给予穴位多次短暂的热刺激。

5. 艾灸养生注意事项

1）把握施灸禁忌

灸法能益阳伤阴，故阴虚阳亢及邪热炽盛的患者禁施灸法；有大血管的部位、颜面五官以及孕妇的腹部、腰骶部、阴部均不宜施灸。

2）注意施灸顺序

艾灸时一般是先灸上部，后灸下部；先灸阳部，后灸阴部。

3）掌握艾灸剂量

壮数一般是先少后多，艾炷是先小后大。一般每穴灸 2 ~ 3 壮，即具补益功效，不宜过多。艾炷灸的多少、大小当因人及所灸部位的不同而有所区别。一般体弱者，宜小宜少；体壮者，宜大宜多。就部位而言，头部宜小宜少，腰腹部可增大增多，四肢末端宜少。

4）防止施灸意外

实施艾灸时需要严格操作，避免烧伤、烫伤及火灾。

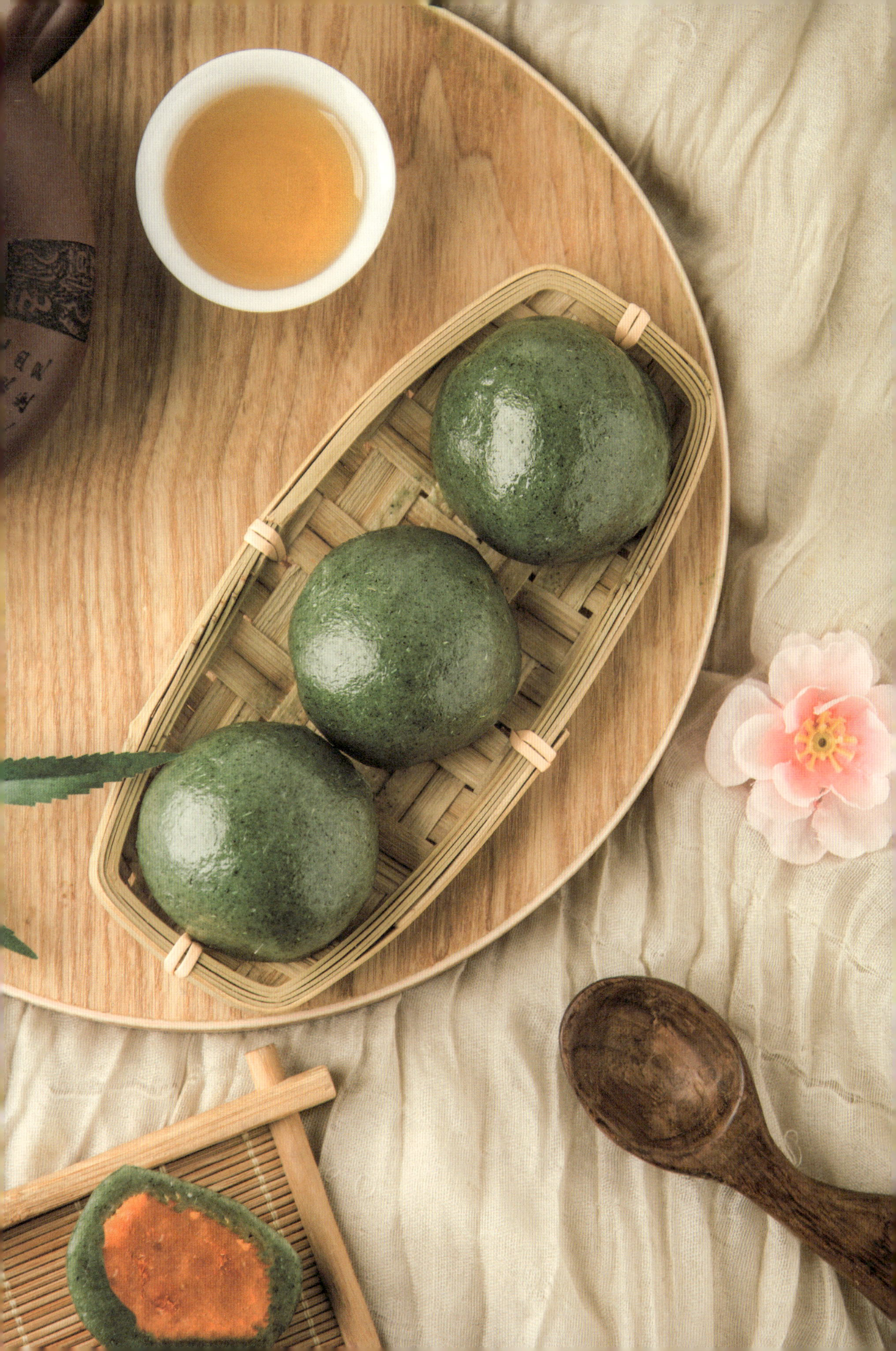

美食行
MEISHIXING

青团

来源：清代袁枚《随园食单》。原文记载："青糕、青团。捣青草为汁，和粉作糕团。色如碧玉。"

材料：鲜艾叶 150 克，鲜薄荷叶 20 克，水磨糯米粉 180 克，粘米粉 120 克，澄粉 75 克，豆沙馅 440 克，水 195 克，油适量。

做法：

（1）艾叶洗净，沸水中焯 1 分钟，捞出放凉水里拔凉。

（2）将烫好的艾叶和洗净的鲜薄荷叶放入料理机中，加入适量水打成泥备用。

（3）锅里放水烧开，将澄粉放入，拨成絮状。所有粉类放在一起搅拌均匀，放入艾叶和薄荷叶泥，和成光滑的面团饧 20 分钟。

（4）将饧好的面团分成每个 30 克的圆团，豆沙馅分成每个 20 克的馅料团。取 1 个面团用手捏成窝头状，放入 1 个馅料团，借助虎口将面团往上拢，收口捏紧并滚圆。包好的团子表皮蘸点橄榄油防干。

（5）锅中加水烧开，笼屉上垫粽叶并放上团子，大火蒸 10 分钟左右至熟即可。

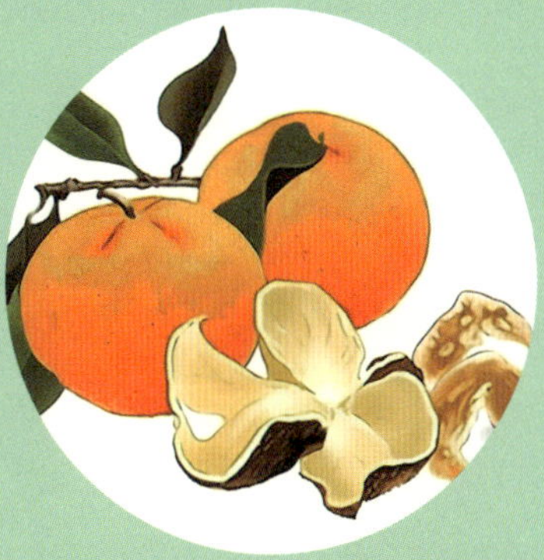

厚积——

陈皮

本草情

BENCAOQING

午后，阳光透过窗帘洒落一地，空气中弥漫着淡淡的香气，那是陈皮的气息。陈皮，这名字简单质朴，却恰如其分地诠释了它的特质。“陈”字，是岁月的沉淀，是时光的打磨。新剥下的橘皮只是带着清新果香的果皮，唯有经过时间的洗礼，在阳光与空气里慢慢转化，一年又一年，褪去那股子生涩与浮躁，才成了真正有药用价值的陈皮。

初遇陈皮，是在儿时的某个冬日。家中长辈总会在那寒意渐浓的时节，从橱柜的角落里取出一个密封的罐子。罐口开启的瞬间，一股独特的芬芳，似是被囚禁许久的精灵，迫不及待地喷涌而出，瞬间盈满了整个屋子。记忆中，长辈们总是对陈皮呵护备至，每到柑橘成熟的季节，便会精心挑选那些果皮厚实、色泽鲜亮的柑橘，小心翼翼地剥下果皮，然后将它们置于通风阴凉之处晾晒。那一片片摊开的橘皮，像是在阳光下晾晒着的岁月，宁静而美好。在晾晒的过程中，长辈们会不时地翻动它们，眼神中满是期待与专注，仿佛在呵护着一个个即将诞生的珍宝。

中医古籍里，对陈皮的记载翔实而深刻。《本草纲目》中记载它“苦能泻能燥，辛能散，温能和。其治百病，总是取其理气燥湿之功，同补药则补，同泻药则泻，同升药则升，同降药则降”。这就像是在说陈皮是一位极为灵活的助手，在中医调理身体的大舞台上，能根据不同的需求，与各种药材默契配合。它可以在你脾胃气滞、脘腹胀满的时候，像一位温和的调解员，疏通堵塞的气机，让脾胃重新欢快地运转起来；当痰湿在体内积聚，咳嗽痰多、胸闷不舒时，它又化身“清道夫”，以它的燥湿化痰之力，为身体清扫出一片清爽。

记得小时候，家中长辈总会在煲汤时放上一小片陈皮。那时候只觉得汤里多了一丝特别的清香，却不知这小小的陈皮正默默地发挥着大作用。陈皮让那锅油腻的汤变得清爽，使汤的滋味更加醇厚和谐。这大概就是陈皮在生活中最常见也最亲民的模样，它不挑食材，无论是肉类、鱼类，还是各种谷物、豆类，都能融入其中，用自己的方式提升整道菜肴或汤品的品质。

后来，我爱上了陈皮茶。这是一场味蕾与心灵的奇妙之旅。取一片陈皮，轻轻放入滚烫的茶壶之中，再加入些许茶叶，注入沸水。刹那间，茶香与陈皮香相互交融，升腾而起的热气似是一缕缕轻柔的思绪，将人带入了一个宁静而悠远的世界。轻啜一口，那滋味先是陈皮的酸甜与微苦，如同生活中的小挫折，转瞬即逝；而后便是茶叶的醇厚与回甘，恰似历经风雨后的彩虹，给人以无尽的慰藉与满足。“疏香皓齿有余味，更觉鹤心通杳冥。”在这一苦一甜之间，我仿佛品味到了人生的起起落落。

陈皮中最负盛名的当属新会陈皮，又名广陈皮，为大红柑（学名茶枝柑）的果皮。大红柑果肉酸涩，弃之不用。三刀开皮法是其特有的标志。新鲜的果皮在果农的精心呵护下，被规律地翻晒贮存，接受阳光温暖地抚触，等待 3 年的光阴，果皮充分氧化，由青黄色变成红色，则正式迈入“陈皮”大家族。《本草纲目》记载：“柑皮纹粗，黄而厚，内多白膜，其味辛甘……今天下以广中（即今新会）采者为胜。”清代《本经逢原》亦有“橘皮苦辛温，无毒，产粤东新会，陈久者良”之述。质轻而柔软，不易折断，香气特异，醇而浓郁，味甘凉香，微辛但不苦涩是其主要特点。陈皮的神奇之处还在于其“和”的能力，“入膳调百味，入方和百药，入茶增百香”，明代李时珍称其“同补药则补，同泻药则泻，同升药则升，同降药则降”。可见，陈皮性情温和，有大局观念，善于和众药合作，每每收获良效。我们在这茫茫人世间，能学得陈皮这相处的智慧，便明白“择善友而交，择善书而读，择善言而听，择善行而从”的真谛了吧。

陈皮陈化年份的长短决定了它的等级和价值，自古便有“一两陈皮一两金，百年陈皮胜黄金”的说法。陈皮就像经过岁月洗礼的老人一样，辛辣的猛劲变为缓和，温而不燥，辛而不烈，既可以理顺气机，又不消耗元气，所以它可以把身体内的痰湿慢慢化开。故

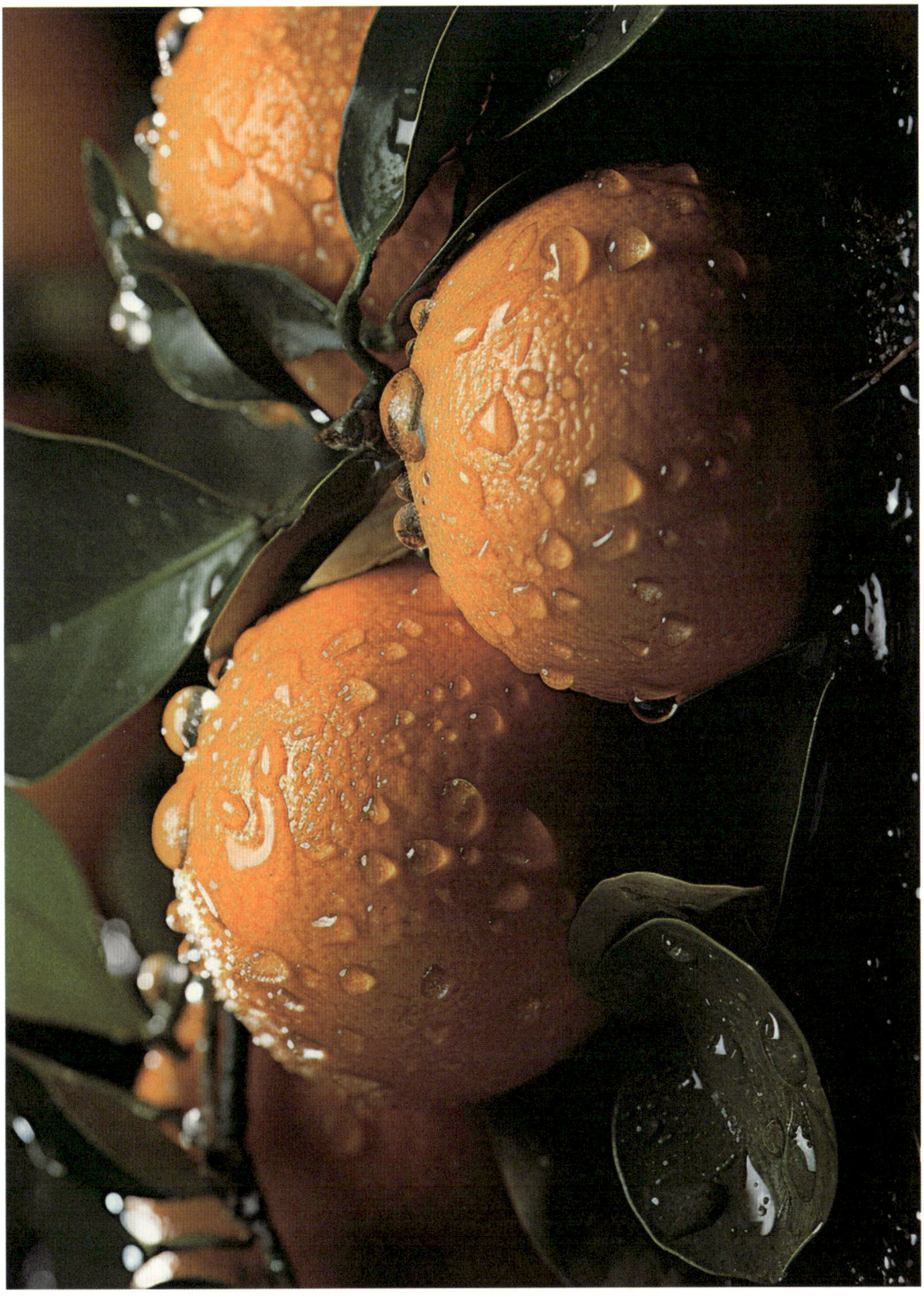

陶弘景说："化老痰顽痰，需陈久者良。"一味陈皮，源于一方水土的孕育，而味道与价值陈化于岁月，积累于时光。不难发现，传统手作食品中，有陈皮参与制作而成的，比如红豆沙、老卤汤、老白茶、普洱茶……都暗藏了时间久远的意味，与优质的陈皮相同，都是需要耗时间、花耐心而得。

陈皮犹如人的一生，陈化就是历程。

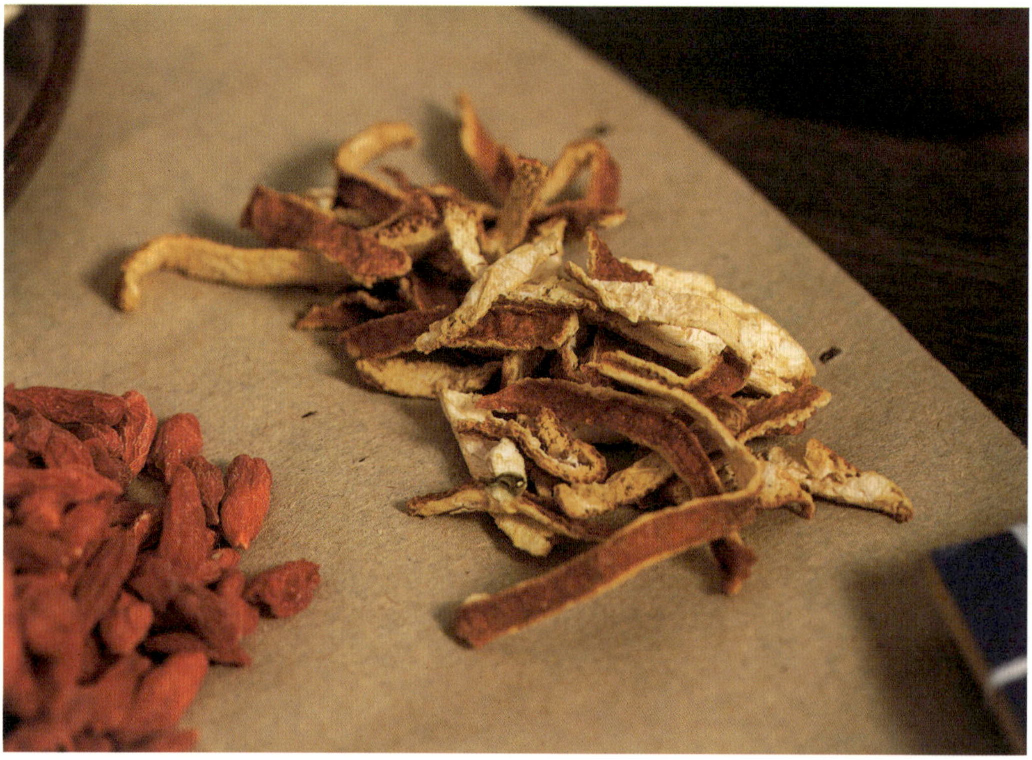

生活经
SHENGHUOJING

1. 橘皮、陈皮、青皮的区别

来源上，橘皮即新鲜柑橘的果皮；陈皮是橘皮经过晾晒、陈化制成，一般陈放 1 年以上，3 年的陈皮已初显其独特价值，5 年以上更是难得；青皮则是未成熟柑橘类果实的果皮。

外观上，橘皮色泽鲜黄，表面相对平滑；陈皮为深褐色，质地较脆硬，褶皱多而深；青皮多呈青绿色或青黑色，质地较硬，表皮光滑且厚度较薄。

功效方面，橘皮有理气宽胸、化痰止咳之效；陈皮的理气健脾、燥湿化痰作用更强，能调理脾胃气滞、痰湿内阻等病症，广泛应用于治疗与养生保健；青皮主要功效为疏肝破气、消积化滞，擅长治疗肝郁气滞所致的胸胁胀痛、乳房胀痛、疝气疼痛以及食积气滞之胃脘胀满等，其性较峻烈，作用偏于疏泄肝胆。

总之，三者虽都源于柑橘类果皮，但因特性不同，所以在中医临床应用中有明显差异。

2. 新会陈皮与普通陈皮的差异是什么？

新会陈皮和普通陈皮在多个方面存在差异。

产地方面，新会陈皮仅产于广东新会，普通陈皮则产地广泛。

原料上，新会陈皮是茶枝柑的果皮，质地厚实且油胞丰富；普通陈皮则多来自其他柑橘品种。

外观方面，新会陈皮呈猪鬃纹，油点均匀，质地柔软，颜色会随年份增加而加深，内囊会自然剥落；普通陈皮纹理粗糙，油点不均，色泽变化小。

香气上，新会陈皮新皮有果香，后有陈香、药香等复合香，层次丰富；普通陈皮香气单一。

口感上，新会陈皮醇厚甘甜，普通陈皮则较平淡。

新会陈皮药用成分多，价值高；普通陈皮药效相对较弱。

制作工艺上，新会陈皮采用传统工艺自然陈化，普通陈皮常需人工加工。新会陈皮的市场和收藏价值也更高。

3. 陈皮的“黄金搭档”

陈皮与山楂堪称助消化的“黄金搭档”。陈皮性温，擅长理气健脾、燥湿化痰；山楂味酸、甘，能消食健胃、行气散瘀，尤其对消肉食积滞效果显著。二者相配，陈皮的理气之性可助力山楂更好地促进肠胃蠕动，化解食物积滞，对于因暴饮暴食或饮食不节引起的脘腹胀满、嗳气吞酸等消化不良症状有极佳的缓解作用。以二者煮水饮用，酸甜的滋味中透着陈皮的清香，帮助消化的同时还能增进食欲。

在化痰祛湿方面，陈皮和半夏的组合久负盛名。半夏燥湿化痰、降逆止呕之力强劲，陈皮则通过理气燥湿化痰来协同增效。当痰湿阻滞于体内，出现咳嗽痰多、胸脘痞闷时，陈皮与半夏相互配合，犹如疏通河道的得力干将，将痰湿之“淤堵”顺利清除。如经典方剂二陈汤便是以陈皮、半夏为主药，佐以茯苓等，成为化痰祛湿的基础良方，广泛应用于多种痰湿相关病症的治疗。

陈皮与茯苓的搭配在调理脾胃与祛湿上相得益彰。茯苓利水渗湿、健脾宁心，可使体内湿气从小便而去；陈皮理气健脾，让脾胃气机顺畅，更好地运化水湿。二者结合，对于湿气较重且脾胃功能欠佳之人（临床常见大便溏稀、身体困重、食欲不振等），无论是煮成茶饮还是加入膳食中，都能有效改善身体的不适状态，增强脾胃运化功能，逐步驱散体内湿气。

陈皮与生姜联手则是温胃散寒的妙方。生姜解表散寒、温中止呕，陈皮理气和中、燥湿化痰。当寒邪犯胃，出现胃脘冷痛、恶心呕吐等情况时，二者合用，生姜之温与陈皮之和相互促进，能迅速温暖脾胃，驱散寒邪，和胃止呕。日常以陈皮、生姜煮水饮用，可有效预防和缓解胃寒不适，在寒冷的季节更是暖胃养生的佳选。

美食行
MEISHIXING

1. 陈皮老白茶

出处：经验方。

材料：新会陈皮 3 ～ 5 克，老白茶（如白牡丹、寿眉等）3 ～ 5 克。

做法：先将老白茶放入茶壶或盖碗中，用开水冲洗一遍，倒掉水后，把陈皮撕成小块放入茶壶或盖碗中，再注入沸水，浸泡 3 ～ 5 分钟即可出汤饮用。

用法：每次适量，可每日饮用。热饮时，香气浓郁，滋味醇厚；冷饮则口感清爽，别具风味。可在饭后半小时饮用，能帮助消化；也可在闲暇时光慢慢品茗，舒缓身心。

功效：老白茶具有消炎杀菌、抗氧化、降血脂等功效，白茶中的茶多酚等成分对健康有益。陈皮能理气健脾、燥湿化痰。二者搭配，健脾胃效果增强，可改善食欲不振、消化不良等情况；能缓解咳嗽、痰多等症状；还能提神醒脑、抗疲劳，长期饮用对身体有良好的调理作用。

2. 陈皮红豆沙

出处：经典粤式甜品。

材料：红豆 50 克，陈皮 10 克，冰糖或红糖适量。

做法：先将红豆提前浸泡数小时，陈皮用清水泡软后刮去内瓤切丝。把泡好的红豆放入锅中，加入足量清水大火煮开，转小火煮至红豆软烂。接着放入陈皮丝，再煮 15 ～ 20 分钟，让陈皮的味道充分融入其中。最后根据个人口味加入冰糖或红糖调味，煮至糖完全溶化，并用勺子将红豆压碎一些，使豆沙质地更细腻。

用法：可作为日常甜品，在午餐后或晚餐后食用，每次食用量 150 ～ 200 毫升。

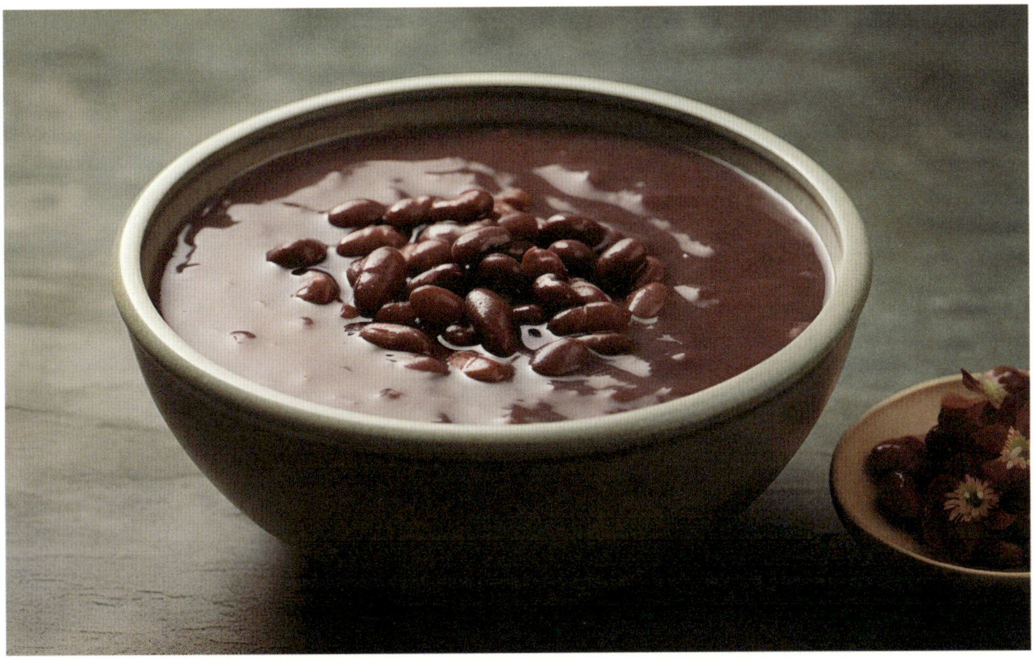

功效：红豆能利水除湿、消肿解毒、养血安神，陈皮可理气健脾、燥湿化痰。二者搭配，陈皮的理气作用可增强红豆的利水功效，能有效消除水肿，尤其适合湿气较重、肢体浮肿之人；同时，还可健脾胃、增进食欲，改善消化不良，对于脾胃虚弱且体内有湿邪的人群有很好的调理作用。其温和的性质适合大多数人食用。

3. 陈皮柠檬膏

出处：经验方。

材料：柠檬 500 克，黄冰糖 800 克，新会陈皮 20 克，川贝母 20 克。

做法：柠檬用盐水浸泡，清洗干净，去头尾，切片去籽。陈皮、川贝母打粉。在蒸盅里铺上柠檬、陈皮、川贝母、冰糖，封好口，注意不要进去水汽，蒸制 10 小时以上。关键是焖着隔水炖，中间不能开盖，这样比在锅中直接炖煮味道和效果好了不知道多少倍。

用法：每次取适量，泡水饮用。

功效：能滋阴润肺、止咳化痰、美容养颜，味道酸酸甜甜，男女老幼皆宜。

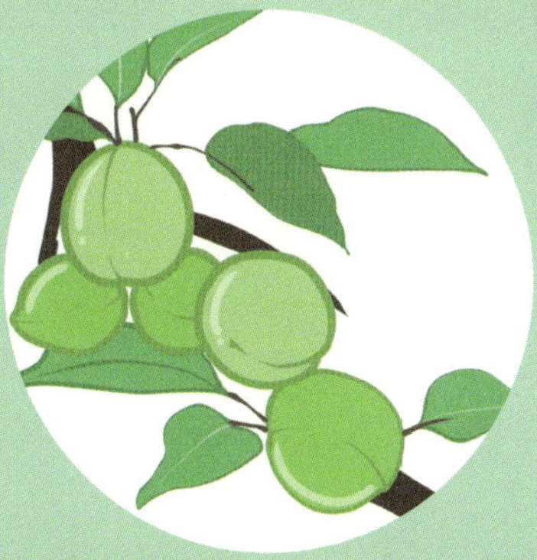

人间有味——

梅子

本草情
BENCAOQING

当第一缕春风温柔地拂过大地，沉睡的青梅树便被唤醒，那点点嫩绿的芽苞仿若星辰在枝头闪烁，怀揣着对世界的好奇与憧憬。不久之后，小巧玲珑的青梅开始崭露头角，它们身着青碧色的衣裳，圆润而饱满，似是大自然用最细腻的笔触精心勾勒而成。一颗颗青梅簇拥在一起，宛如一群窃窃私语的精灵，在阳光的轻抚下，泛着生命的光泽，那光泽仿佛是它们内心深处的梦想在闪耀。

站在青梅树下，仰望着这满树的青涩，仿佛能听见时光的浅吟低唱。青梅的气息，是一种纯粹的、未经雕琢的清新，那股淡淡的酸甜恰似青春萌动时的心跳，带着一丝羞涩、一丝期待，在空气中悠悠弥漫。轻嗅这气息，瞬间被带入了一个静谧的世界，那里有春日的繁花似锦，有潺潺的溪流欢歌，有蝴蝶在花丛中翩翩起舞，而青梅则是这个世界中最纯真的存在。

青梅的酸是它的个性标志，犹如一首悠扬旋律中的灵动音符。

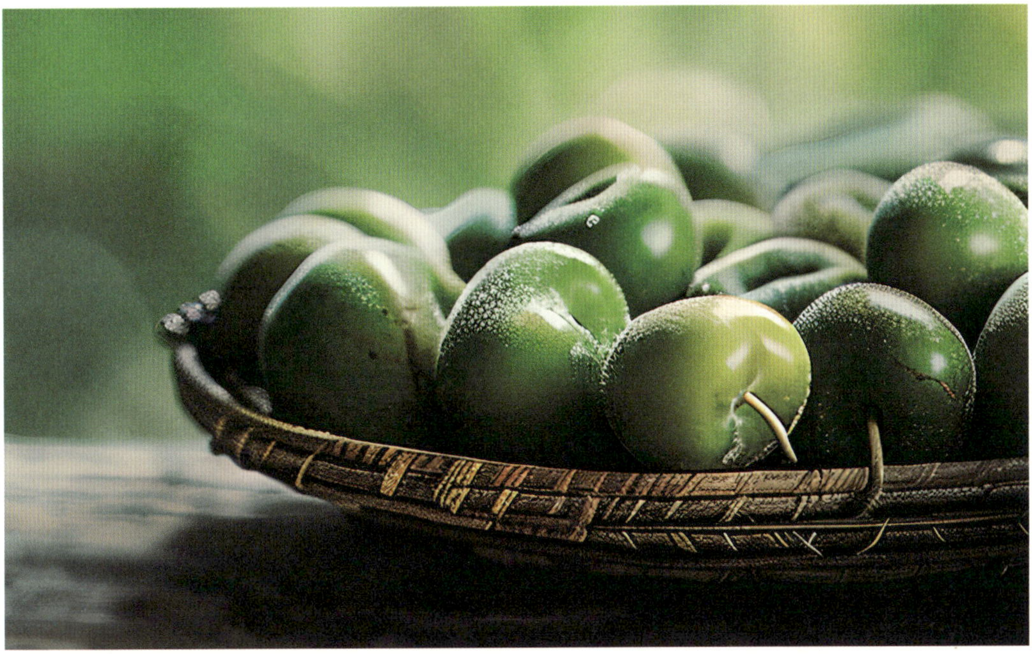

这酸不是尖锐刺鼻的，而是如涓涓细流，缓缓淌过舌尖，轻轻触动着味蕾，唤醒了沉睡在心底的那份对美好与纯真的向往。它像是青春岁月里的小烦恼，虽有酸涩，却也充满了生机与活力，让人在品尝的瞬间，不禁回忆起那些年少时的懵懂与无畏。而那若有若无的甜，则像是隐藏在心底的小确幸，在酸的映衬下，愈发显得珍贵而迷人，如同在青涩的校园时光里，偶尔收获的一份真挚友情或懵懂爱情，虽不浓烈，却足以温暖整个心灵。

在古人的诗词中，青梅也常常被赋予了浪漫的色彩。李白曾写道："郎骑竹马来，绕床弄青梅"，那一幕幕仿佛穿越了千年，让人心生向往。青梅，这一在古典诗词中常被赋予纯真浪漫意象的灵物，在中医的广袤天地里，亦有着不可小觑的地位。其性味酸、涩而平，仿若春日里一抹清新的风，悄然拂过人体的经络脏腑。对于因肝火上炎而导致的目赤肿痛、头晕目眩等症，青梅犹如一泓清泉，能润泽双目，平息内风，缓解不适。且青梅又具生津止渴之功，当夏日炎炎，暑气蒸人，人们口干舌燥、津液匮乏之际，一颗青梅入口，那瞬间在舌尖绽开的酸与甜能如甘霖般催生唾液，滋润咽喉，驱散燥热，为身体注入一丝清凉与慰藉。

乌梅，则是青梅在时光与技艺的雕琢下，蜕变而成的深邃智者。它由青转黑的过程，仿佛是一场生命的修行。在炮制的炉火中，青梅舍去了部分酸涩与锐利，也成就了乌梅的酸收之性。乌梅味酸、涩，性平，归肝、脾、肺、大肠经。它宛如一位内敛含蓄的长者，以其酸收之力，在中医的舞台上扮演着多重角色。乌梅能敛肺止咳，对于久咳不止、肺气耗散之证，它恰似一把温柔的锁，收敛外泄的肺气，止咳平喘，让呼吸重归平稳与顺畅。乌梅又可涩肠止泻，当脾胃虚弱、运化失常，致使腹泻不止、滑脱不禁时，乌梅如同一道坚固的堤坝，固涩肠道，止泻痢，使脾胃功能得以恢复，气血生化有源。此外，乌梅还有生津止渴之效，虽与青梅同源，但其生津之功在岁月的沉淀下更显醇厚，无论是热病伤津，还是消渴之疾，乌梅皆能以其独特的酸甘之味，唤起人体的津液滋养干涸的脏腑经络。

“梅虽逊雪三分白，雪却输梅一段香”。青梅与乌梅，恰似这诗句中的梅与雪，各有千秋。从春枝上的一抹新绿到药罐中的一味良药，它们在中医的世界里，跨越了季节与时光的界限，用自己的方

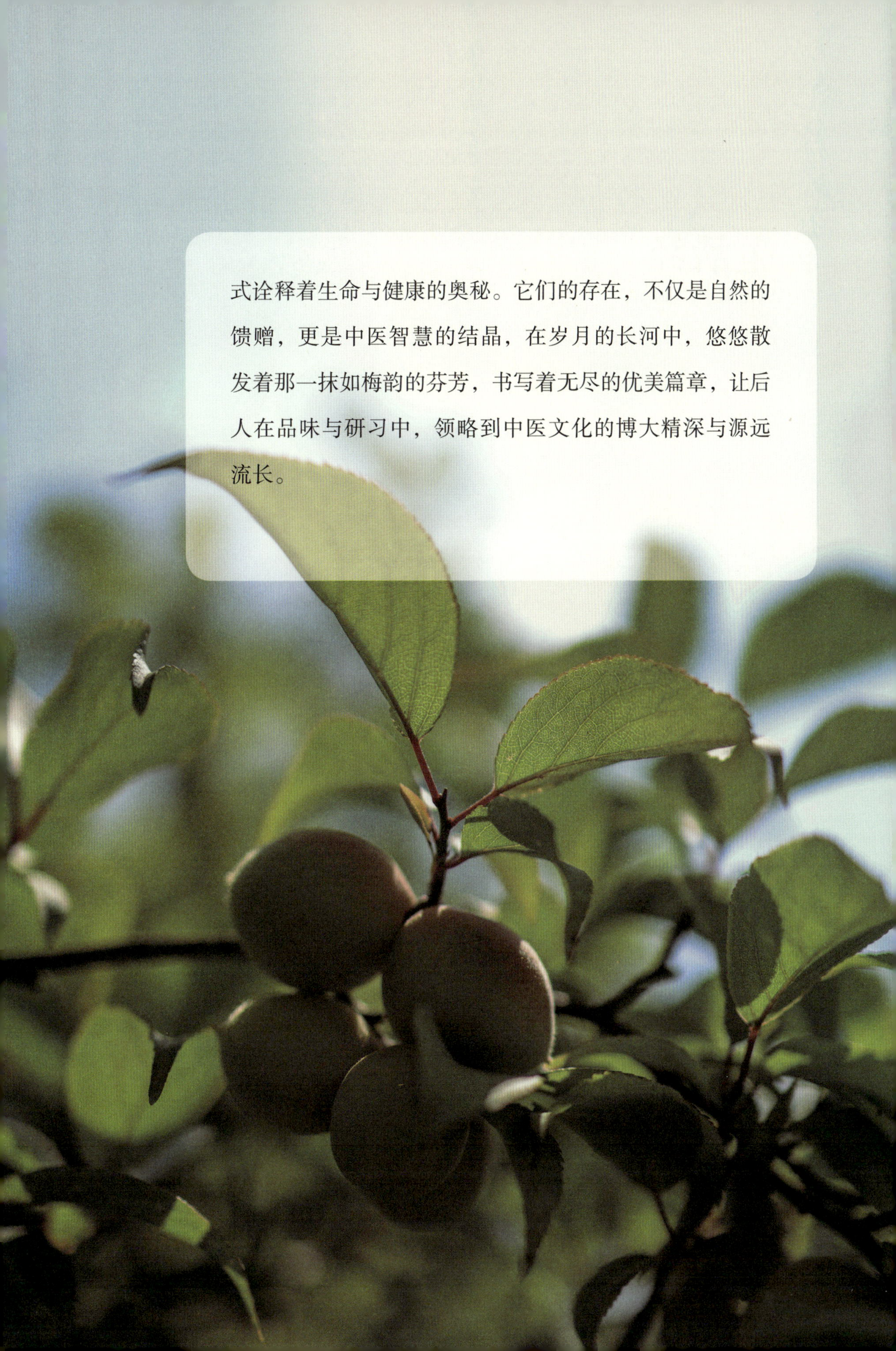

式诠释着生命与健康的奥秘。它们的存在，不仅是自然的馈赠，更是中医智慧的结晶，在岁月的长河中，悠悠散发着那一抹如梅韵的芬芳，书写着无尽的优美篇章，让后人在品味与研习中，领略到中医文化的博大精深与源远流长。

生活经

SHENGHUOJING

1. 什么是九制话梅?

如果说青梅是青涩的初绽，乌梅是岁月的沉淀，那话梅可以称为甜蜜的变身。话梅是青梅经过加工后的另一种美味呈现，它就像是一位披上华丽外衣的精灵。话梅的制作过程要经过选梅、清洗、盐渍、晒坯、漂洗、配料浸渍、晒制、二次配料浸渍、烘干 9 道工序。选择果实饱满、大小均匀、无明显瑕疵且成熟度恰到好处的青梅，洗净后浸没于盐卤之中，其酸涩开始收敛，仿佛被赋予了沉稳的性格，同时也为后续的蜕变奠定了基础。而后进入多次的晾晒与浸渍交替过程。晾晒时，青梅在阳光的轻抚下渐渐失去水分，果肉变得紧实，颜色也转深，如同在时光中默默修行。接着将其浸渍于糖液里，甜蜜缓缓渗透，每一次的晾晒与浸渍，都如同岁月的画笔在青梅上反复涂抹，使其口感愈发醇厚复杂。9 次循环，让青梅充分吸收了糖的甘美，酸味也变得柔和而悠长，两者达到了精妙绝伦的平衡。

在食用体验上，它是闲暇时光的绝佳伴侣。在慵懒的午后，泡上一杯香茗，搭配几颗九制话梅，任那酸甜在舌尖舞动，驱散疲惫与烦闷；在长途旅行中，含上一颗，让浓郁的味道在口中散开，缓解旅途的枯燥与乏味。九制话梅不仅仅是一种零食，更是一种承载着岁月韵味与生活情致的美味传承，它以其独特的魅力，让无数人为之倾倒，在味蕾的记忆里留下了难以磨灭的深刻印记。

2. 乌梅为什么要烟熏？

乌梅烟熏是一项历史悠久且蕴含深意的传统炮制工艺，其背后有着多方面的原因。

从保存角度来看，古代缺乏现代的保鲜技术，烟熏是一种极为有效的延长青梅保质期的手段。在烟熏过程中，烟雾中的多种成分，如酚类、醛类物质等，具有抗菌防腐特性，能够抑制青梅表面及内部微生物的滋生与繁殖，从而防止其发霉变质。这样一来，经过烟熏处理的乌梅能够储存较长时间，便于在不同季节和地域流通使用，保障了乌梅的供应与药用价值的发挥。

在药性转化方面，烟熏是关键环节。青梅经烟熏后，其化学成分发生改变，有机酸等成分的含量与活性有所调整，使得乌梅的酸涩收敛之性显著增强。这种转化对于乌梅在中医临床中的应用意义重大，如在敛肺止咳时，强化了的收敛功效可更好地应对肺气耗散引起的久咳不止，帮助恢复肺的正常宣降功能；在涩肠止泻用途中，能够有效治疗脾胃虚弱、肠道滑利所致的腹泻，通过收敛肠道减少水液滑脱，改善腹泻症状；对于止血，其收敛性可促使破损血管收缩，起到止血凝血的作用。

从风味塑造来讲，烟熏为乌梅带来了独一无二的味道。燃烧木材产生的烟雾中含有丰富的芳香物质，这些物质逐渐渗透进乌梅内部，与青梅原本的酸甜味相互交织，形成了一种酸、涩、熏香融合的独特风味。这种风味在直接食用时给人带来了别样的口感体验，在制作各类乌梅相关的药膳、饮品时，还赋予它们浓郁而特殊的气息，深受消费者喜爱，故烟熏也成为乌梅炮制工艺中极具特色的一部分。正是在这些因素的共同作用下，烟熏乌梅成了中医文化与饮食文化中一颗璀璨的明珠。

3. 温黄酒时为什么要加话梅和姜?

味觉上，在温酒时，随着温度的不断升高，话梅和姜的味道逐渐渗透到黄酒之中。品饮时，辛辣率先冲击口腔，随后话梅的酸甜与黄酒的醇厚依次展现，形成了一种从刺激到柔和、从鲜明到醇厚的口感渐变，让每一口酒都充满了惊喜与变化，给味蕾带来极致的刺激与享受。

在健康养生方面，黄酒性温，具有通经络、行血脉、温脾胃等功效；话梅含有多种有机酸成分，有开胃生津、促进消化的作用；姜具有温中散寒、解表发汗等作用，能进一步增强黄酒祛寒暖身的效果。在寒冷的天气里，饮用这样一杯温好的黄酒，能促进血液循环，驱散体内的寒气，让身体迅速暖和起来，还能预防和缓解因寒邪入侵人体引起的不适，如手脚冰凉、关节疼痛等。同时，姜还能在一定程度上缓解黄酒的酒劲，减少酒精对肠胃的直接刺激，使饮用过程更加舒适温和，让身体在享受美味的同时收获对健康的呵护。

美食行

MEISHIXING

1. 话梅芸豆

材料：白芸豆 200 克，九制话梅 8 颗，大枣 5 枚。

做法：白芸豆提前浸泡一夜，大火烧开后转小火煮 20 分钟，加入九制话梅、大枣，再小火煮 20 分钟，以豆熟但不烂为度，在汤汁中浸泡一夜使其更加入味。

适宜人群：芸豆是一种难得的高钾、高镁、低钠食品，尤其适合心脏病、动脉硬化、高脂血症、低钾血症和忌盐患者食用。

食用注意：消化道疾病患者少食，孕妇和糖尿病患者忌食。因为生芸豆中含有皂苷和凝集素，前者存于豆荚表皮，后者存于豆粒中，食用生芸豆会引起中毒，表现为头昏、恶心、呕吐、腹泻，严重时可致死，所以烹调芸豆时一定要熟透。

2. 小吊梨汤

材料：雪花梨 500 克，清水 1000 克，话梅 3 ～ 5 颗，冰糖 30 克，干枸杞子 20 克，干银耳 20 克。

做法：银耳提前泡发，梨用盐搓洗干净后削皮切小块，梨皮留下备用。水烧开，放入梨块、梨皮、银耳、话梅、枸杞子，炖煮约半小时，根据个人口味加入冰糖调味即可。

梨皮可以使汤汁浓稠清润，颜色更深，银耳会增加汤汁的黏稠度，话梅让梨汤更清甜，这些都是使梨汤更好喝的“秘密武器”。《本草纲目》认为梨“生者清六腑之热，熟者滋五脏之阴”，因此熬过的梨汁没有那么寒凉，它主要是起到滋润五脏六腑的作用。小吊梨汤是秋冬传统的饮品，清甜细腻，一杯下肚，从舌尖到胃，熨帖又舒服。

功效：清火滋阴，润肺止咳。

适宜人群：适合咽喉肿痛、咳嗽咯痰、便秘等人群饮用。脾胃虚寒、腹部冷痛和血虚者不可多服，否则易伤脾胃、助阴湿。

3. 酸梅汤

材料：乌梅 55 克，新会陈皮 10 克，桑椹 5 克，山楂 7.5 克，焦山楂 7.5 克，生甘草 5 克，洛神花 5 克，桂花 1 克，薄荷 1 克，冰糖适量。

做法：将前 7 味洗净，加 3000 毫升水浸泡半小时后，大火烧开转小火煮半小时，加入适量冰糖，过滤出汤汁，撒入薄荷、桂花，常温或冰镇后饮用即可。

功效：酸梅汤汤色红亮，酸甜适口，能消食和中、行气散瘀、生津止渴、收敛肺气、除烦安神，在气候炎热的时候喝一杯酸梅汤还有祛暑、抗疲劳的效果。女性经期感觉有点没有精神的时候，喝杯酸梅汤可以起到很好的提神作用，让肌肉和血管组织恢复活力。比起加了焦糖色和甜蜜素的市售饮料，自制酸梅汤要天然、健康很多倍。

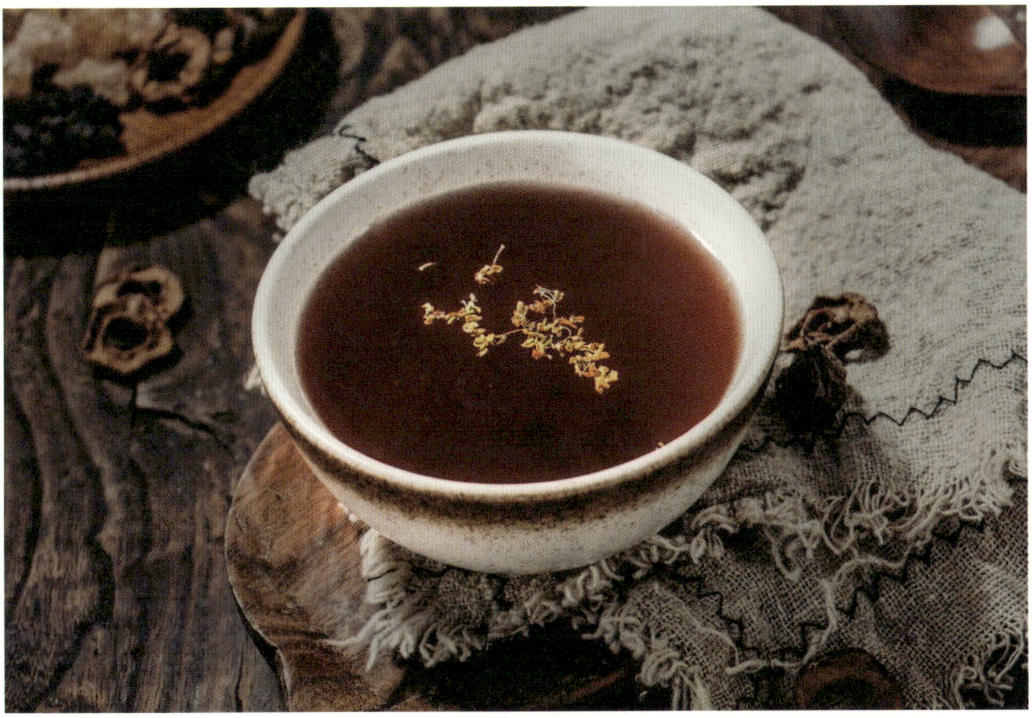

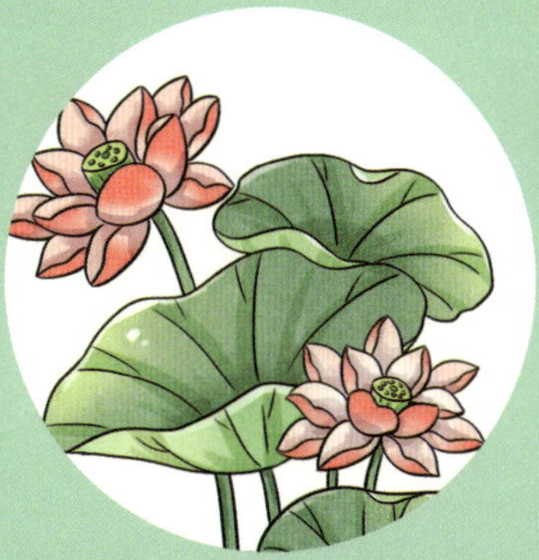

等风来——莲

本草情

BENCAOQING

七月，暑气正浓，这是一年中气温最高且又潮湿、闷热的时段。此时，阴气受阳气所迫而伏藏于地下，持续的高温蒸腾，让整片土地跟着躁动起来，而沐浴在水中的莲，却并不畏惧这场酷暑的考验，它中通且遍布气孔的茎叶极有利于水分蒸腾，能轻松地将水分输送到宽大的叶面上。李时珍谓："莲产于淤泥而不为泥染；居于水中而不为水没。根茎花实，凡品难同；清净济用，群美兼得。"

在中医眼中，莲是全身皆可入药的植物。荷叶能补益脾胃、利水消肿。《本草纲目》记载："生发元气，裨助脾胃，涩精浊，散瘀血，清水肿、痈肿，发痘疮。"莲子能养心安神、健脾补肾，但鲜品和干品在性味上有异，《随息居饮食谱》谓："鲜者甘平，干者甘温。"除此之外，莲须、莲房、荷梗和莲藕都被认为是药食同源的佳品。

提起莲，我总是会想到等待。等到春光现，等到水儿暖，方能见到荷叶盏盏待酒满；等到夏蝉酣，等到烈日炎，莲花才羞答答的

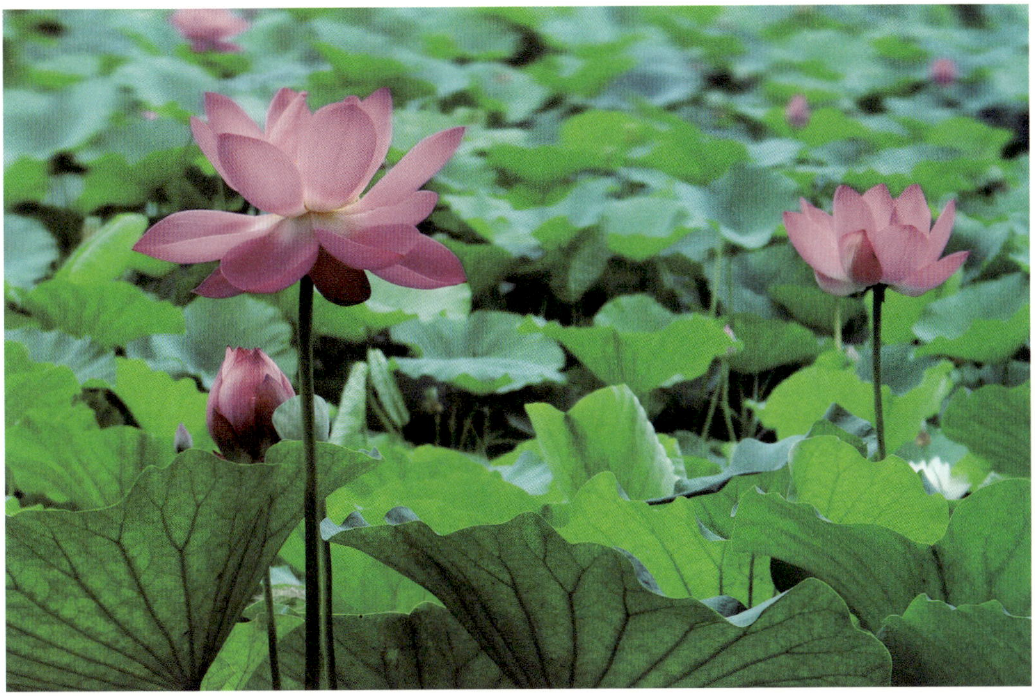

展开笑颜；等到秋风来，等到炎暑退，等到莲花羞赧的退场，才能有这一口清甜。

少时，通往学校的路边有着成片的荷塘，从“小荷才露尖尖角”时，我便和玩伴期待着荷叶长大，将荷叶折成扇形，拦腰撕开，圆盘状的顶在头上当头盔，圆环形的可以把脑袋钻过去，披在肩膀上当作盔甲，荷叶柄自然就成了手里的“武器”，沿着荷塘的田埂一路欢声笑语，和着蝉鸣声、大人的嗔怪声还有其他的虫鸣声一起消失在荷塘的绿波中。

盛夏，荷花开了，整个夏天都跟着娇媚起来。微风拂过，荷花羞答答地跟着摇摆起来，偶尔一个不小心，便露出她娇黄色的花蕊，像害怕被人瞧见的少女，又马上躲在高大挺拔的荷叶身后。盛夏的阳光热辣耀眼，蒸得人浑身困倦，偏偏这荷塘旁边微风不断，一层层的热浪迎面扑来，搅动着荷叶、荷花，和着斑斓的水纹，颇有诗人杨万里“接天莲叶无穷碧，映日荷花别样红”的风采。

等到暑气渐消，莲子便登场了。姥姥每年都是要煮莲蓬的，煮好的莲蓬没有了荷梗的清苦气，只剩下温柔的清香气。姥姥熟练地将莲蓬捞起，倒扣在篦子上，顺势扯起莲蓬的根蒂，呼啦啦将莲蓬撕成两半。此时我总是忍不住伸手去碰那裹着水汽的白胖白胖的莲子，却又被烫得连忙含住手指，偶尔忍着疼痛拨下一颗莲子，也会在姥姥的嗔怪声中丢在篦子上。这时候，姥姥便赶着我出去玩，等到玩累了回来，便趴在姥姥的腿上边吃莲子，边看姥姥剥莲蓬。

如今，少时的荷塘还在，荷花年复一年地开着，孩子们一茬一茬地成长着，只是离乡求学、工作多年的我，已经许久没有吃到那

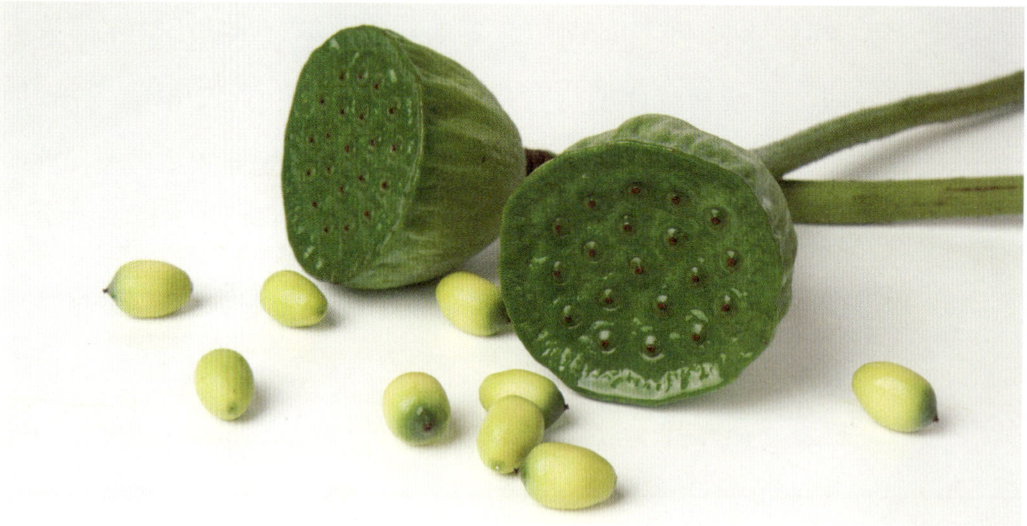

样清甜的莲子了。去年偶然在路口遇见商贩卖莲蓬，便买了几株来吃，才发现原来剥莲子并非一件易事，每一颗莲子都是有心的。

莲藕压轴，负责夏日的收尾工作。等到炎暑渐退，荷叶和莲蓬渐渐枯萎，便到了采摘莲藕的时节。记忆里，这是一场盛大的集会，不管是认识的还是不认识的，是亲近的还是疏远的，大人或者孩子都穿戴整齐，在满是泥泞的荷塘里寻找莲藕，也在欢声笑语里宣告夏日的退场。

夏末时节的鲜藕，水分充足，味道清甜，口感颇似脆梨。《本草汇言》载：“藕，凉血散血，清热解暑之药也。其所主，皆心脾血分之疾。”将其切成薄片后焯水，再和糖、醋一同凉拌，便是一道极好的清热解暑的夏日风味小菜；和鲜嫩时蔬一同清炒，便是一道清爽十足的下饭菜。

随着莲藕在水中生长的时日渐长，其水分含量下降，而积累的淀粉逐渐增多，外表颜色也变得更深。这时候的莲藕口感会变得绵软而面，不再适宜生食或清炒，但可以制成糯米藕或者用于炖汤。制成熟莲藕后，其功效与之前大不相同。《本草经疏》载：“（藕）熟者甘温，能健脾开胃，益血补心，故主补五脏，实下焦，消食，止泄，生肌，及久服令人心欢止怒也。”

秋风凉，炎暑消，莲的一生从淤泥中开始，也在淤泥中结束，却因其洁净无染，清香远溢，而被世人赋予了“花中君子”的美誉，成了无数文人墨客心中的挚爱。等待虽然漫长，却是带给我们无限可能的过程。人生当如莲，在每一段老去的年华中都带给了世人最美好的东西，也难怪有人称她完美，有人羡她精彩。

生活经

SHENGHUOJING

1. 为什么说莲全身都是宝?

莲花“出淤泥而不染，濯清涟而不妖”，其高洁的形象深入人心，可供观赏，还具备药用价值。它可以活血化瘀，对于女性因气血瘀滞而导致的月经不调、痛经等问题有着一定的缓解作用。此外，莲花的祛湿消肿作用也不容小觑，它能够帮助身体排出湿气，减轻水肿症状，让身体恢复轻盈与活力。

荷叶，似一把把撑开的绿伞，铺展在水面上。它为鱼儿提供了嬉戏的场所，更是一味不可多得的良药。荷叶性凉，有清热解暑、降血脂、利尿消肿的功效，常用来泡茶或煮汤，既能清凉解暑，是夏季消暑的佳品，又有助于降低体重。

莲蓬，宛如一个装满宝藏的容器。其中的莲子味甘、涩，性平，能养心安神，对于长期处于压力之下、心烦失眠的人来说，食用莲子可使心境趋于平和，安然入睡。其益肾固精的特性，对肾虚引起的遗精、滑精等症有良好的调养功效。莲子心是莲子的胚芽，味微苦但营养丰富，有清心火、明目的作用，常用于治疗失眠和心烦意乱。虽然其味道不如莲子肉甘甜，但其独特的药用价值使得它在传统方剂中备受推崇。莲蓬的外壳（莲房）具有止血化瘀的作用，常用于产后瘀血腹痛、崩漏等情况的治疗。

莲藕，深埋于淤泥之中却洁白如玉。藕节有着出色的止血功能，无论是吐血、便血还是尿血，藕节都能发挥收敛止血的作用。藕肉，生者性寒，能清热生津、凉血散瘀，是热病烦渴、血热妄行时的食疗佳品；熟者性温，可健脾开胃、益血生肌，是餐桌上备受喜爱的滋补佳肴。

2. 莲子的挑选和烹饪的小技巧

莲子的产地分布较为广泛，其中以湖南湘潭的湘莲、福建建宁的建莲、江西广昌的广昌白莲较最为著名，它们并称为中国三大莲子。在日常生活中，莲子是餐桌上常见的药食同源食物，该如何挑选和烹饪呢?

1）挑选技巧

一是外观：选择表面光滑、色泽自然的莲子。避免选择表面有黑点或裂痕的莲子，这可能是变质的迹象。

二是手感：用手捏一下莲子，优质的莲子应坚硬，不易变形。若莲子过于软或有明显的湿润感，可能是存放的时间过长或受潮了。

三是气味：新鲜的莲子应有清香的气味。

四是种类：根据用途选择相应的莲子。干莲子适合煮汤和熬粥，新鲜莲子可以生吃或直接入菜。

2）烹饪技巧

干莲子在烹煮前一般需要浸泡 4 小时以上，最好过夜，这样可以缩短烹煮时间，使其更易熟透。如果使用莲子肉，建议去掉莲子心，因为莲子心味微苦，影响口感。莲子可以用来煮汤、熬粥或做甜品。煮汤时，可以搭配排骨、鸡肉等食材，增加汤的鲜香。熬粥时，建议与大米同煮，莲子与米的香味融合，口感更佳。莲子一般煮 30 ～ 40 分钟即可熟透，煮时注意观察，以免煮得过烂，影响口感。

通过合理挑选和适当烹煮的莲子，不仅能保持其原有的营养价值，还能展现其独特的风味，是健康饮食的理想选择。

3. 荷叶茶能降脂减肥吗？怎么搭配才能更加健康享“瘦”？

荷叶性凉，味苦涩，含有荷叶碱等成分，能抑制脂肪酶的活性，从而减少人体对脂肪的吸收，在一定程度上有助于控制体重。同时，荷叶可以对肠胃产生适度的调节作用，能增加饱腹感，减少对食物的摄入。但荷叶的减肥效果相对有限且因人而异，单纯依靠荷叶茶难以实现显著且持久的降脂减肥目标。若想加强效果，可以进行合理搭配。

例如，山楂具有消食健胃、活血化瘀的功效，能促进食物的消化与吸收，帮助身体更好地代谢。山楂与荷叶一起制成茶饮时，可加速体内食物的分解与排泄，使荷叶抑制脂肪吸收的作用得到更充分的发挥，两者相辅相成，对于减少体内脂肪堆积有较好的效果。荷叶与决明子搭配效果也较为理想。决明子能清肝明目、润肠通便，可清除体内的宿便与毒素。与荷叶搭配后，不仅能从抑制脂肪吸收方面着力，还能通过促进肠道蠕动，排出体内的废物，进一步改善身体的代谢功能，从多个维度助力减肥。此外，也可以在荷叶茶中加入少量的陈皮。陈皮具有理气健脾、燥湿化痰的作用，还能调节荷叶的凉性，使其更适合脾胃相对较弱的人群，同时陈皮的芳香气味还能改善茶饮的口感，让减肥过程更为舒适和可持续。需要注意的是，荷叶性凉，对于体质虚寒、脾胃虚弱的人群，不宜过量饮用，以免引起胃肠道不适等不良反应。

美食行

MEISHIXING

1. 建莲红枣汤

出处：明代李时珍《本草纲目》、清代曹雪芹《红楼梦》。

材料：莲子肉（以福建建宁莲子为佳）15 克，去核红枣、龙眼肉各 10 克，冰糖适量。

做法：莲子肉、红枣、龙眼肉洗净后，一同放入砂锅内，加清水，大火烧开后，转小火炖至莲子酥烂，加入冰糖调味即可。

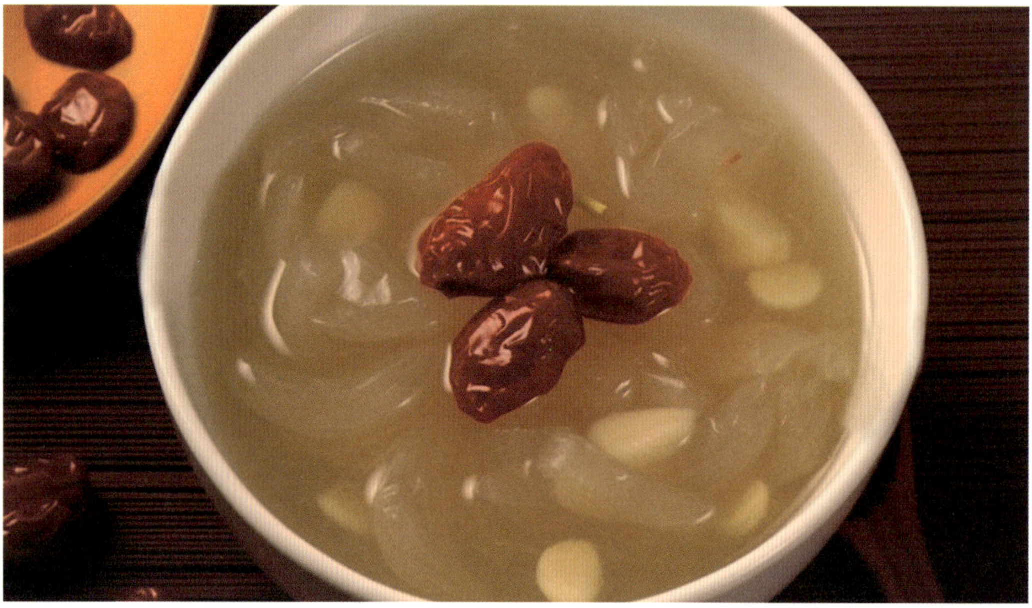

用法：小口啜饮建莲红枣汤，并食用莲子肉、红枣和龙眼肉。

功效：健脾补血、养心安神，适合心脾两虚的人群（表现为神疲乏力、心悸怔忡、头晕失眠等），也可作为女性日常保健药膳。《红楼梦》第五十二回写道："这天宝玉已醒了，忙起身披衣。小丫头便用小茶盘捧了一盖碗建莲红枣汤来，宝玉喝了两口，麝月又捧过一小碟法制紫姜来，宝玉噙了一块。"宝玉一早就是用这个汤唤醒脾胃以及全身的气血的。《本草纲目》中记载了莲子红枣桂圆羹，并称赞其能"交心肾，厚肠胃，固精气，强筋骨，补虚损……止脾泄久痢，赤白浊，女人带下崩中诸血病"。

2. 莲肉糕

出处：明代李中梓《士材三书》。

材料：莲子肉、糯米各 200 克，茯苓 100 克，白糖适量。

做法：莲子肉、糯米、茯苓打粉过细筛，炒香，加入白糖适量，搅拌均匀，混合粉中加入温水，搅拌成稠糊状；或者将上 3 味洗净后放入破壁机或料理机中，加入适量水，打成泥糊状。将泥糊装入平盘中，上锅蒸熟，焖 5 分钟出锅，冷却后压平切块即成。

用法：每次 100 ～ 200 克，以白米汤送下。或不拘时，随时当零食取用。

功效：健脾养胃补肾。适合因脾胃虚弱导致的食欲不振、失眠多梦、小便频数、遗精遗尿、崩漏带下、虚泻久痢等。

3. 参莲饮

出处：陈可冀《清宫医案集成》。

材料：党参 15 克，莲子肉 15 克。

做法：将党参、莲子肉洗净后，放入炖盅，加水盖上盖子隔水炖 2 小时。

用法：小口啜饮参莲饮，并食用莲子肉。

功效：补中益气、健脾养胃。很多人平时容易犯困、不爱动、气短乏力懒言、心绪不宁等，其实是身体虚。《清宫医案集成》里这个简单而有效的食疗方是专给体虚、中气不足的皇帝、妃子食用的。其中，党参能益气生津、补益脾肺，是补气药中的一味清补之品；莲子能补益心神、养脾益气。

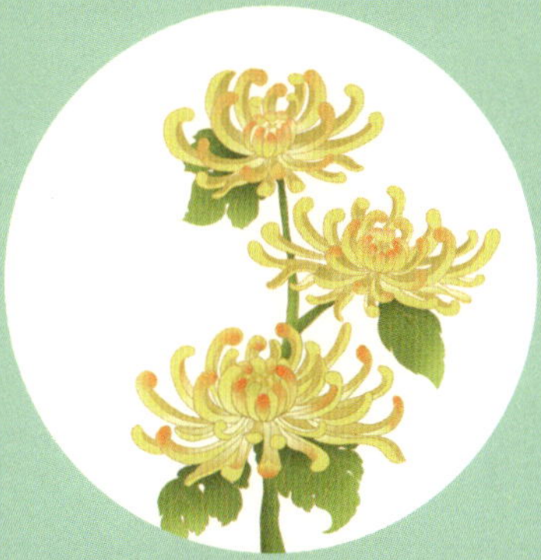

生性清冷的隐士——菊花

本草情
BENCAOQING

"轻肌弱骨散幽葩，更将金蕊泛流霞。欲知却老延龄药，百草摧时始起花"。苏轼的这首《赵昌寒菊》将菊花娇滴滴的形象和傲慢不折的性格呈现在我们眼前。从历史泛黄的扉页开始，菊花受到了无数文人墨客和中医药人士的赞誉和推崇，成为中国历史上一抹耀眼的印记。

在秋的画卷缓缓展开之际，菊花宛如从时光深处走来的雅士，于霜风渐紧中悠然独放，将一抹清雅晕染了整个天地。看那菊丛，或白若瑞雪，纯净得不染纤尘，仿佛是月光倾洒而成的银辉凝就；或黄似金霞，灿烂得动人心弦，恰似暖阳遗落人间的璀璨碎片；抑或红如渥丹，娇艳而不失端庄，宛如美人腮边的一抹羞涩晕红。花瓣层层叠叠，似精心雕琢的艺术品，细腻的纹理诉说着岁月的温柔。它们簇拥在一起，在萧瑟秋风里，宛如一群身着彩裳的仙子，轻舞着生命的旋律，不惧寒霜，昂扬而立，那坚韧的姿态，是对自然的无畏礼赞。

菊花

菊花于中医，恰似一颗明珠，千百年来闪耀着智慧的光芒。《神农本草经》中早有记载：“菊花，味苦，性平。主诸风头眩、肿痛，目欲脱，泪出，皮肤死肌，恶风湿痹。久服利血气，轻身耐老延年。”古往今来，医家们对其药用价值多有阐发，也赋予它“延寿客”“不老草”的美誉。菊花性微寒，味甘、苦，归肺、肝经。清肝明目是菊花最为人所熟知的功效，当肝火上炎，目赤肿痛，视物昏花之时，菊花便如那清凉的甘泉，润泽双目，驱散阴霾。以菊花配伍决明子、枸杞子等制成茶饮，常饮可缓解眼部疲劳，让双眸重焕明亮光彩。疏散风热亦是菊花的“拿手好戏”，在风热感冒初起，发热、头痛、咳嗽等症状显现时，菊花能与薄荷、连翘等携手，如清风拂过般驱散体内的风热之邪，还身体以清爽安宁。

菊花不仅能入药，还融入了生活，成为养生妙品。一杯菊花茶，是秋日里的温暖慰藉。取几朵菊花，放入透明的玻璃杯中，注入滚烫的开水，瞬间，菊花在水中翻腾舒展，似沉睡的精灵被唤醒。那袅袅升起的热气，裹挟着菊花的清香，弥漫在空气中，轻嗅一口，便觉心旷神怡。待水温稍降，轻啜一口，微微的苦涩之后是悠长的甘甜在舌尖散开，那滋味顺着喉咙滑入心底，仿佛能涤荡身心的疲惫与浮躁。菊花还可入膳，菊花糕便是一款精致的秋日点心。将菊花瓣揉入糯米粉中蒸制而成的糕点，散发着淡淡的菊花香，入口软糯，甜而不腻，既能满足味蕾，又能起到养生保健的作用。菊花的价格非常亲民，貌似登不上大雅之堂，但慈禧太后却是菊花的忠实拥趸，她对菊花的使用可以说是登峰造极，如菊花鱼片

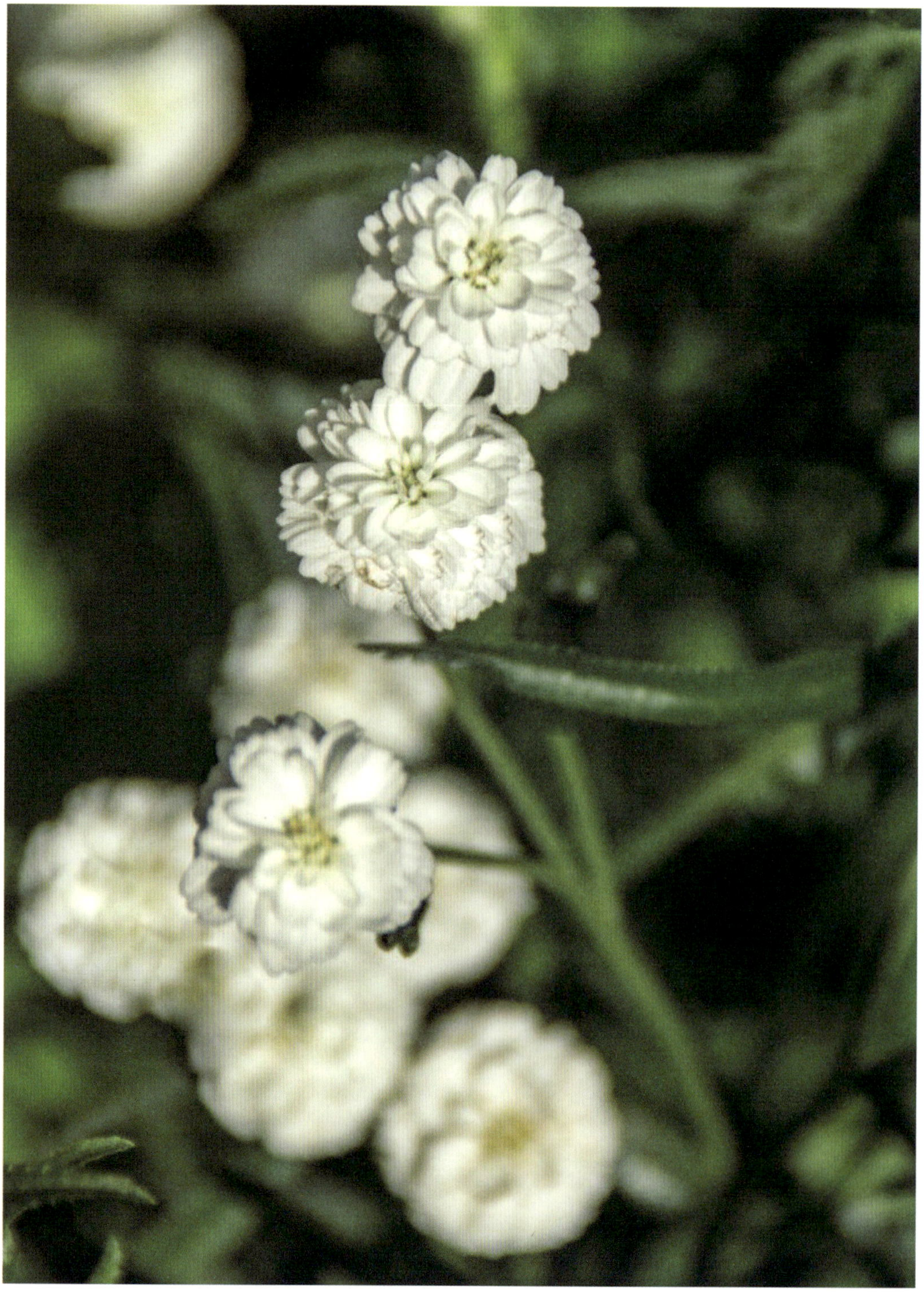

小火锅、菊花枕、独一味菊花膏、菊花糕、菊花洗眼方、菊花洗脚方等。

菊花与重阳，仿若一对相伴千年的挚友。每逢重阳，人们便有赏菊、簪菊、饮菊花酒、食菊花糕的习俗。“尘世难逢开口笑，菊花须插满头归”。这是杜牧《九日齐安登高》一诗中的画面，生动描绘了古人重阳簪菊的欢乐场景。老人们将菊花插于发间，灿烂的笑容与菊花相互映衬，仿佛瞬间年轻了许多；孩童们在菊丛中嬉戏，手中拿着菊花，笑声在空气中回荡，为节日增添了无尽的生机与活力。饮一杯菊花酒，那清洌的酒液中融入了菊花的芬芳与药用之效，轻抿一口，微微的苦涩与甘甜在舌尖交织，随后一股暖流缓缓流淌于全身，仿佛能驱散秋日的微寒，亦能慰藉心灵的疲惫。品尝菊花糕，软糯香甜中带着菊花的清香，每一口都饱含着对生活的热爱与对幸福的祈愿。这些习俗，如同岁月长河中的明珠，历经千年而不衰，承载着人们对美好生活的向往、对健康长寿的期盼。

我常常想，菊花在秋风萧瑟、寒霜降临之际傲然绽放，不与百花争春，独守一份孤高与清雅，恰似那些虽历经岁月磨砺，但依然坚守内心信念的人。他们在人生的道路上，无论遭遇多少风雨坎坷，都能如菊花般，在逆境中坚守自我，绽放属于自己的光彩。它的坚韧，让我们在面对生活的困境时，有了勇气与力量；它的淡泊，使我们在尘世的喧嚣中，能保持一颗宁静而澄澈的心。

生活经

SHENGHUOJING

1. 杭白菊、胎菊、贡菊和野菊花的区别

杭白菊产于浙江桐乡，杭白菊未开放的花蕾叫作胎菊，贡菊产于安徽黄山。盛开的杭白菊中间有深色花心；胎菊颗粒呈米黄色，大小均匀，紧凑；贡菊花朵基本都是瓣儿，颜色泛白，花心很小。杭白菊是经过蒸熟后晒干的，所以看起来是粘在一起的饼状。贡菊是新鲜菊花直接烘干而成的生菊花，是一朵一朵的。

杭白菊、胎菊和贡菊都具有清热祛火明目的功效，不过杭白菊和胎菊更偏重平肝明目，主要祛肝火，可以搭配枸杞子、决明子；而贡菊主要清肺火，可以搭配桑叶。杭白菊本身含糖分，闻上去有些甜，且经过蒸晒，故冲泡后茶水也略有甜味，口感比较平和；贡菊冲泡后则口感稍显冲烈，保持了浓重的菊花原始味道，所以通常需要加冰糖来调味。贡菊冲泡后汤色黄中带绿（因为没有经过蒸制，保持了原始的绿色），冲泡后存放数小时还能变为绿色，这都属于正常现象，并不是变质的表现。

野菊花则比较寒凉，一般与金银花、蒲公英等一起使用以治疗皮肤疾患，不做茶饮。

需要提醒的是，无论用哪种菊花泡茶，都不应连续饮用，一般3～5天即可。体质偏寒的人喝菊花茶的时候要放点枸杞子，而脾胃虚寒的人最好少喝。

2. 哪些人不适合用菊花?

菊花性微寒，并非人人皆宜。寒性体质者（如常年手脚冰凉、易腹泻、面色苍白之人）用菊花，会加重其体内寒邪，使阳气受损，引发腹痛、腹泻等不适，令身体愈发虚寒。孕妇饮用菊花可能刺激子宫，引起子宫收缩，增加流产风险，且其成分可透过胎盘影响胎儿发育，危及母婴安全。经期女性本就气血虚弱，需保暖和补充营养，菊花的凉性易导致寒凝胞宫，使月经不调（如月经量减少、经期延长、痛经加剧等），还会妨碍营养的吸收。菊花有降压作用，低血压患者使用后可能会使血压进一步降低，加重头晕、心慌等症状，甚至出现晕厥危险。此外，对菊花过敏的人，接触或饮用菊花相关饮品后，会出现皮肤瘙痒、红疹、呼吸急促等过敏反应，严重时可致过敏性休克。故以上人群均应远离菊花制品。

3. 菊花的“黄金搭档”有哪些?

菊花在中医养生茶饮中，有诸多经典搭配。

菊花与枸杞子堪称绝配。菊花性寒，可清肝泻火、疏散风热、平肝明目，对肝阳上亢所致之目赤肿痛、头晕目眩有良效。枸杞子性温，滋补肝肾、益精明目之力颇佳，善治肝肾阴虚之视力减退、腰膝酸软等症。二者配伍，寒温相调，相互为用。于明目而言，无论因肝火上炎之实热目疾，还是肝肾不足之虚证眼患，皆能标本兼顾。常饮此茶，既能清泄肝火以治标，又可滋补肝肾以固本，可预防和缓解因用眼过度引发的眼疲劳、眼干涩、视物模糊等，亦为中老年人养护肝肾之佳选，对于目涩昏花兼腰膝酸软者，饮之可收双益。

菊花与桑叶搭配亦有深义。二者均入肝经，皆具疏散风热、清肝明目之功。桑叶轻清发散，长于疏风热而泻肺热，菊花清肝热且平肝阳，合而用之，其疏散风热之力更强，对风热感冒初起，见发热、头痛、咳嗽、目赤肿痛等症者，可使风热外散，肝火内清。对于长期处于燥热环境或肝火素旺之人，常饮此茶可防微杜渐，预防风热之邪侵袭与肝火上扰头目诸疾。

菊花佐决明子亦为常用组合。决明子苦寒，清肝泻火、润肠通便、降脂明目功效显著。与菊花配伍，清肝明目之力大增，可治疗肝火上炎之目赤肿痛、畏光多泪等。且决明子有润肠通便、降脂之功，对于内热便秘、血脂偏高伴眼部不适者，可一举多得——清肝火、通大便、降血脂、明眼目。然而决明子泄泻之力较强，脾胃虚寒、便溏者不宜久服，以免损伤脾胃。

美食行

MEISHIXING

杞菊决明茶

材料：炒决明子 9 克，杭白菊 6 克，枸杞子 6 克。

做法：决明子洗净后，先加水用大火烧开，转小火煮 5 分钟，或者直接用家中的电水壶烧开两三沸，用煮决明子的水焖泡杭白菊、枸杞子 5 分钟后代茶频饮。

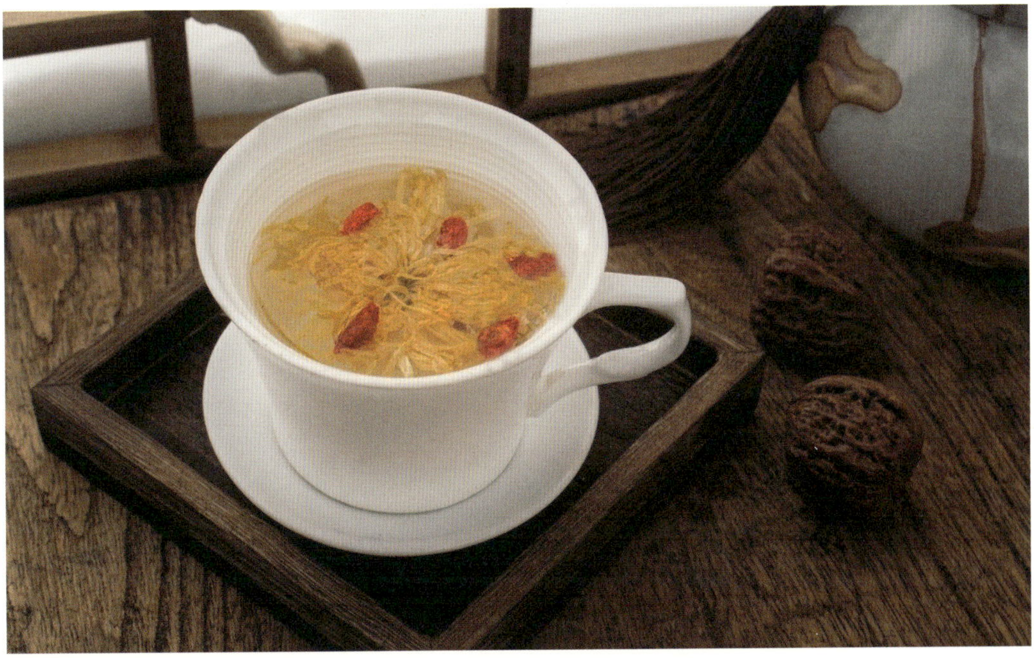

功效：清肝泻火，养阴明目，降压降脂。决明子又名“还瞳子”，是早期使用的眼科药，能清肝明目、润肠通便、保肝降“三高”。决明子性寒凉，体质偏寒、脾胃虚弱以及血压低的人不适合长期饮用。如果饮用后出现腹泻，可以酌减决明子量。如果有便秘的情况，可以将炒决明子改为生决明子。

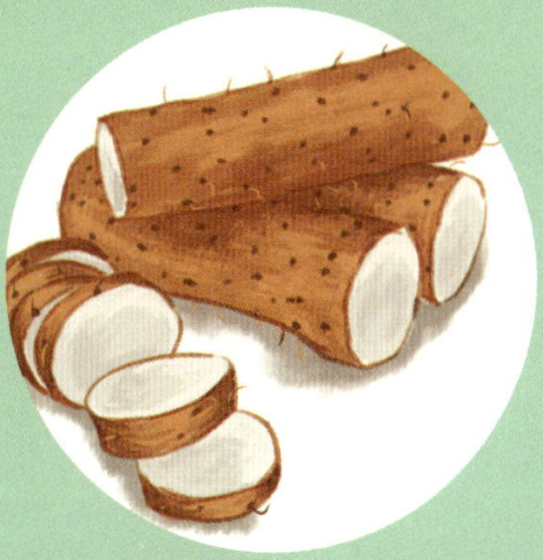

向下生长——山药

本草情
BENCAOQING

唐代诗人韦应物在其《郡斋赠王卿》中赞颂山药为："秋斋雨成滞，山药寒始华。"山药，看似低调，又不失优雅；看似质朴，又饱含内涵。古往今来，名人雅士总是不吝于对它的赞美，宋代陈达叟《本心斋疏食谱》中写道："山有灵药，录于仙方，削数片玉，渍百花香。"宋代朱熹赞其"欲赋玉延无好语，羞论蜂蜜与羊羹"。在他们的笔下，山药色如玉，香如花，甜如蜜，味胜羊羹。

其实，田野里的山药，贫贱而生命力顽强，不管是茅草荒坡还是灌木丛林，随处都可以看到它的身影。山药不择地而生，不论是黄土坡还是沙质地，那柔软之躯，却如锥子钻头般，以水滴石穿的毅力，倔强地直往地底下钻，深深扎根于这片土地，浅则五六十厘米，深则七八十厘米。

每当中秋过后，攀缘着树枝疯长了整个夏季的野山药藤蔓上，一串串三瓣花壳儿高高地挂在枝头。这个时候，人们便又开始忙碌

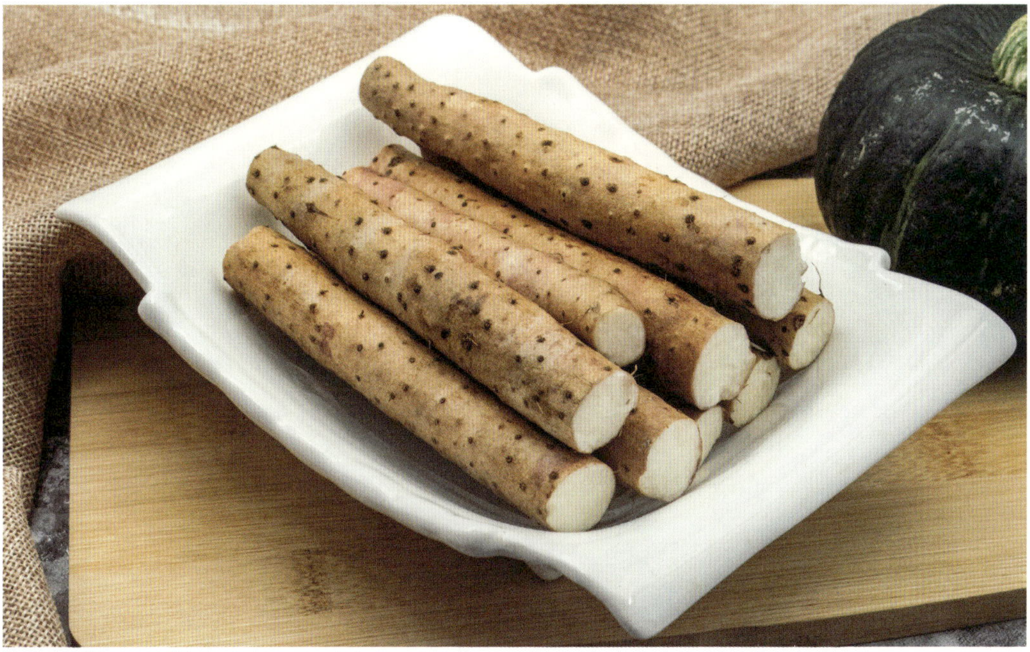

来了。他们扛起锄头，背着麻包，上山去采山药。山风拂过，有山药花壳儿的枝头会发出沙沙啦啦的声响，这清脆的声音便会引来人们的注意。人们顺着花壳儿，寻到那根细小的主茎藤，目光一下子就转移到地下，一株野山药就这样被寻到了。挖山药时，讲究粗中带细，既要抡起锄头，如开荒新田般使劲挖，又要小心翼翼，避免误伤到山药，需要挖得很深，才能得到一根长长的如儿童手臂般粗细的山药。

考之医籍，山药于中医之境斐然卓立。其性平，味甘，恰似一位中和谦厚的君子，不偏不倚，无过无不及，故而能通行脾、肺、肾三经。《本草纲目》中盛赞道："山药，益肾气，健脾胃，止泄痢，化痰涎，润皮毛。"寥寥数语，却道尽山药在养生疗疾方面的非凡之功。

其健脾养胃之能堪称一绝。脾胃者，后天之本，气血生化之源。山药如一位勤勉的良相，辅佐脾胃运化水谷。对于脾胃虚弱，见食少倦怠、腹胀泄泻等症者，常以山药为主药，配伍党参、白术等药，如参苓白术散，以使脾胃之气渐充，运化之力复常，恰似春风拂过荒芜之地，令脾胃之土重焕生机，谷食得以化为精微，气血得以畅行周身。

山药于肺脏，亦有润泽之功。肺主气，司呼吸，又主宣发肃降，外合皮毛。山药可润肺燥，止咳喘，治疗肺虚久咳、咽干口渴诸症。它犹如甘霖降于久旱之原，滋养肺阴，使肺气清肃，呼吸顺畅，皮毛润泽；常与沙参、麦冬等配伍，共成润肺止咳之妙方，于秋燥之时，为肺脏撑起一把清凉的保护伞，护佑其免受燥邪侵袭。

山药更是滋肾益精的一把好手。肾为先天之本，主藏精纳气，入肾经，能填精益髓，强腰膝，固肾气。对于肾虚腰痛、尿频遗精、头晕耳鸣等症，山药或单味重用，或与熟地黄、山茱萸等相伍，如六味地黄丸中，山药与诸药相得益彰，补肾之力倍增，为肾之精气亏损者修筑一座坚固的堡垒，使其精充气足，腰膝有力，头晕耳鸣之症渐消，宛如晨曦驱散长夜的阴霾，重焕生命的活力与光彩。

山药之妙，还在于其温和无偏，补而不滞，滋而不腻，男女老幼，皆可受益。小儿脾胃娇嫩，食之可健脾开胃，促进生长发育；

妇人经期产后，服用可滋阴养血，调养身体；老者肾气渐衰，常食能强筋健骨，延年益寿。

山药不仅是医者手中的济世良方，更是寻常百姓餐桌上的养生佳肴。或清蒸，保留其原汁原味，入口软糯，清甜在舌尖悠悠散开；或煲汤，与诸般食材交融，使汤味醇厚香浓，在脏腑内滋养流淌；或制成糕点，细腻绵密，咬一口，仿佛吞下了整个春天的温柔与美好。千百年来，山药将自己白玉般的内心隐藏于粗粝的外皮之下，努力向下生长，不断汲取营养、积蓄能量，温润滋养着一代又一代的生命，书写着它的不朽传奇。

生活经

SHENGHUOJING

1. 如何鉴别普通山药和铁棍山药?

山药的道地产地在河南焦作。产于河南焦作的山药称“怀山药”，为“四大怀药”之一，其营养丰富，药用价值极高，焦作温县所产的铁棍山药更是珍品，然而市场上山药品质鱼龙混杂，如何正确地鉴别和挑选呢？

首先，从外观入手。正宗铁棍山药粗细较为均匀，一般直径在 1 ～ 2 厘米，长 50 ～ 80 厘米，如同一根坚实的细棍，表皮有明显且分布自然的铁锈斑，这是在垆土中生长被挤压、摩擦留下的独特痕迹，铁锈斑的颜色，如同岁月的纹身。普通山药往往较粗且表皮光滑，斑纹不明显或无斑纹。再者，铁棍山药的毛须根细长且浓密，根痕处的小疙瘩突出明显，用手轻抚不易脱落，这些毛须是其吸收土壤养分的见证，普通山药的毛须则相对稀疏且易脱落。

其次，触摸。触摸铁棍山药时，能感受到它质地坚硬紧实，仿佛蕴含着无尽的力量。这是因为其肉质细腻，细胞排列紧密。若轻轻弯折，它会表现出一定弹性而不易折断，普通山药则可能较脆易断。从断面来看，铁棍山药断面洁白如玉，有细腻的纹理，且黏液丰富。此黏液富含多种营养成分，如山药多糖等，越是新鲜的铁棍山药，黏液越浓稠。普通山药断面可能略显粗糙，黏液量也较少。

另外，口感是鉴别铁棍山药的关键一环。煮熟后的铁棍山药口感干、面、甜，粉质感十足，入口绵密，薯香浓郁且自然清甜，没有丝毫的涩味。这种独特口感源自其高含量的淀粉及其他营养物质的积累与转化。

最后，产地方面，河南焦作温县是铁棍山药的核心产区。这里特殊的垆土土质富含多种矿物质与微量元素，为铁棍山药的生长提供了得天独厚的条件。挑选铁棍山药时关注其产地标识，选择有良好口碑和信誉的品牌或商家，其在种植、筛选、储存等环节往往有更严格的标准，能最大程度地保证铁棍山药的品质。

综合运用这些鉴别与挑选方法，能精准锁定优质的铁棍山药，尽情享受其带来的美味与营养。

2. 为什么有人清洗山药时会过敏?

山药在为我们的餐桌增添美味的同时，也可能带来一些小小的“麻烦”，那就是清洗山药时可能引发的过敏反应。

山药中含有皂苷和黏蛋白等成分，在清洗山药时，皮肤接触到这些物质，就可能会引发过敏，尤其是皂苷，它是一种植物碱，对皮肤有比较强的刺激性。过敏最常见的症状是皮肤瘙痒，从接触山药的部位开始出现并逐渐蔓延开来，皮肤表面还可能出现大小和形状各不相同红斑、丘疹，甚至融合成片。最有效的预防措施是戴上手套处理山药，过敏后有效的处理方式是用稀释的食醋清洗接触部位，尽量将山药汁液冲洗干净。如果过敏症状比较严重，需要及时就医，寻求专业医生的帮助。

3. 山药不适合与哪些食物或药物一起食用？

一是甘遂、芫花、大戟。这三种药物都是峻下逐水药，它们的功效与山药补脾养胃、生津益肺、补肾涩精的功效相冲突，搭配使用会影响各自的药效发挥，扰乱人体气血和脏腑功能，引发不良反应。尤其是甘遂，其与山药属于“十八反”的范畴，同时使用可能会产生毒性反应或严重的不良反应，对人体造成损害。

二是碱性药物。山药中含有淀粉酶，其在中性环境下能发挥较好的分解淀粉作用。如果和碱性药物一起食用，如碳酸氢钠（小苏打）等，碱性环境会改变淀粉酶的结构，使山药中的淀粉酶活性降低，不能很好地分解淀粉，从而影响山药的消化吸收。

三是富含维生素 C 的食物。山药中含有一定量的铜离子等金属离子。维生素 C 具有很强的还原性，当大量山药和富含维生素 C 的食物（柑橘、草莓等）一起食用时，维生素 C 可能会被山药中的金属离子氧化，从而降低维生素 C 的营养价值。不过在正常饮食量下，这种影响通常较小。

美食行
MEISHIXING

1. 阳春白雪糕

出处：明代龚廷贤《鲁府禁方》。

材料：怀山药 300 克，茯苓、芡实、莲子肉各 60 克，炒神曲、炒麦芽各 30 克，大米、糯米各 500 克，白砂糖 150 ～ 300 克。

做法：所有原材料打细粉，并过细筛，混合均匀备用。可以将其做成发糕或者松糕，也可以将其做成面饼，蒸制食用。以上用量为 1 人 3 ～ 5 天的用量，或每天 200 ～ 400 克成品，分成 2 ～ 3 次佐餐食用即可。

功效：阳春白雪糕是明代宫廷食疗验方，有健脾胃、祛湿消肿、益肾养元、宁心安神、延年益寿等功效，最适宜浮肿虚胖、脾胃不和的人群食用。

2. 八珍糕

出处：明代陈实功《外科正宗》。

材料：茯苓、白术、莲子肉（去心莲子）、炒薏苡仁、白扁豆、党参、怀山药、芡实各适量。

做法：将以上 8 种食材分别打粉，用量为每人每天每种食材各 10 克（共 80 克）。用药粉加适量水熬粥，大火烧开转小火熬制半小时以上，注意要不断搅拌以免糊锅；或者加适量的大米粉（一般和药粉等量）和适量糖粉一起揉成面团，做成小糕点；或者用做松糕的方式，把 80 克药粉，80 克大米粉和适量糖分混合均匀后，少量多次加水，全部粉末混合沾湿后，静置使其充分吸水，搓散结块，过筛成松糕粉，将松糕粉铺入蒸笼中，厚度在 5 厘米之内，盖上湿笼布，蒸 40 分钟左右，凉凉切块即可食用；或者用烤箱烘干，这样储存起来更加方便，也更贴近陈实功先生的做法。

功效：八珍糕老少皆宜，对治疗脾胃虚弱，食少体倦，易吐易泻有良好功效，久服培养脾胃，壮助元阳，轻身耐老。

3. 枣泥山药糕

出处：清代曹雪芹《红楼梦》。

材料：山药 500 克，去核红枣 100 克，红糖、糯米粉适量。

做法：山药洗净，上锅蒸熟，去皮后碾成泥。红枣洗净煮熟，放入细筛中碾压，筛出枣泥，滤掉枣皮。热锅，下红糖，放入枣泥持续翻炒至基本没有水分、质地细腻时，盛出放凉。糯米粉用小火翻炒，炒到微微发黄，即炒熟，用作防粘手粉。取适量山药泥压扁，包入枣泥馅，收口，滚上适量手粉，月饼模具里面也撒上些手粉，然后把包了枣泥馅的山药团放进模具内压制成型即可。

功效：《本草纲目》中记载山药能益肾气、健脾胃、止泄泻、化痰涎，为补虚上品，有“小人参”的美誉。这款药膳对于脾胃虚弱、食少腹胀、面黄肌瘦、便溏泄泻等具有很好的食疗效果。《红楼梦》中描写秦可卿的笔墨并不多，其中很大篇幅都在写她生病。第十一回秦可卿病重，贾母让王熙凤在腊月初二去宁国府看望秦可卿。王熙凤和她闲话了半日才回，临行时，秦可卿特意提及贾母道：“昨日老太太赏的那枣泥馅的山药糕，我倒吃了两块，倒像克化的动似的。”秦可卿特意提到了贾母赏赐的这种美味食物——枣泥山药糕。

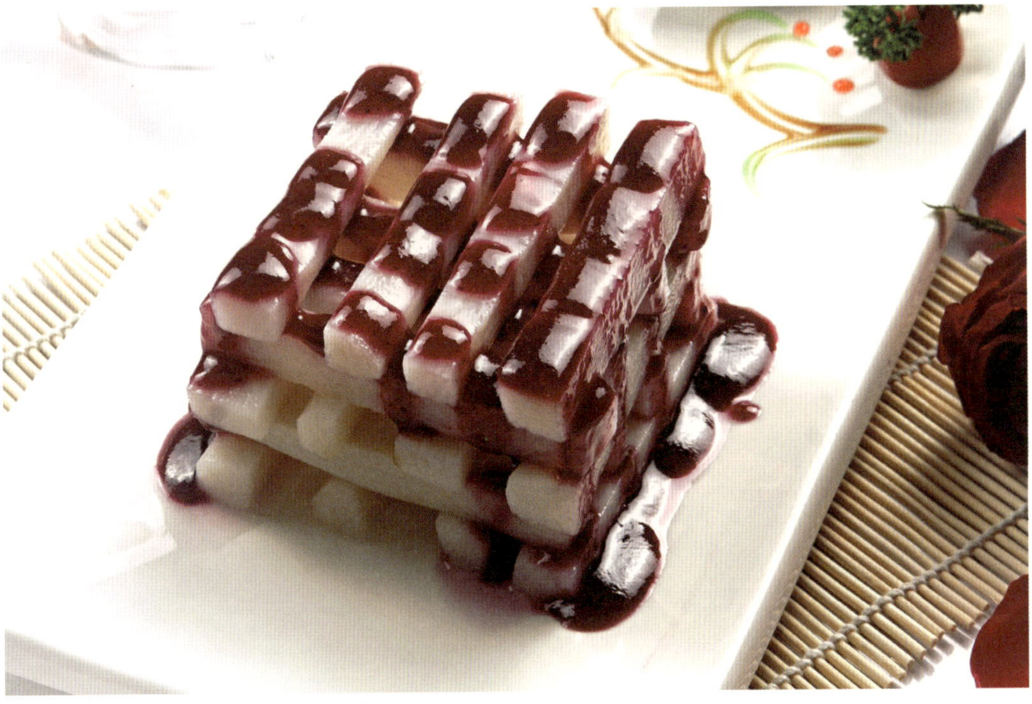

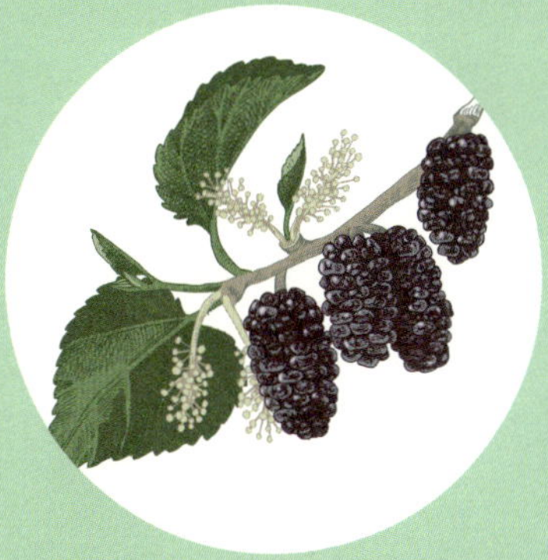

繁霜尽，留香——桑

本草情

BENCAOQING

“桑之未落，其叶沃若”。《诗经》中的这一传世佳句，宛如一把神秘的钥匙，开启了桑在中医历史长河中那幽深邃远且满溢灵韵的篇章。

在记忆深处，总有那么几株桑树，如同岁月的守望者，静静伫立在故乡的田园小径旁，或是村头那口古老石井边。它们的身影与儿时的欢声笑语交织缠绕，成为很多人心中一抹永不褪色的温柔。

小时候，每至暮春时节，桑树便成了我与小伙伴们的乐园。桑叶在微风中沙沙作响，似在轻声呼唤着我们。我们像一群欢快的小雀儿，迫不及待地奔向桑树，只为那酸甜可口的桑椹。桑椹熟透时，紫黑色的果实挂满枝头，宛如一串串玲珑的玛瑙，在阳光的映照下闪烁着诱人的光泽。宋代杨万里《宿新市徐公店》写道：“儿童急走追黄蝶，飞入菜花无处寻。”彼时的我们，恰似那追逐黄蝶的孩童，满心欢喜地穿梭于桑树间，小

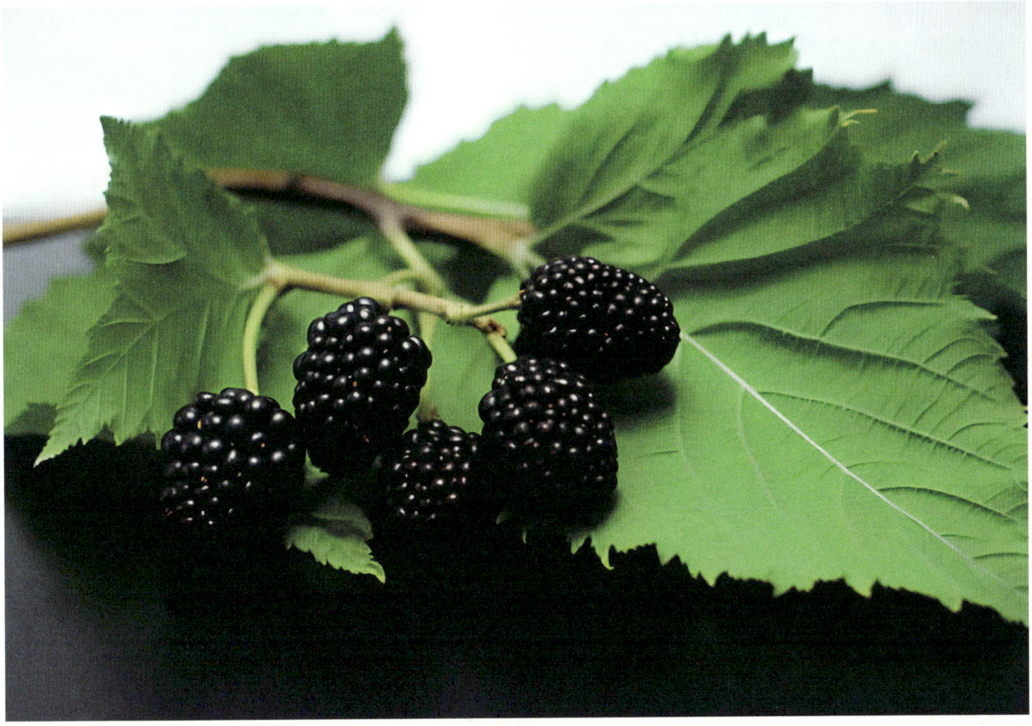

手被染得紫黑，嘴角却挂着满足的笑意。那浓郁的果香与清新的草木气息交织在一起，弥漫在空气中，成为童年最难忘的味道。

然而，桑树于我而言，不仅仅是儿时的零食宝库，更是我与中医本草世界的最初邂逅。家中长辈皆深谙桑之药用。当夏日的暑热使人口干舌燥、心烦意乱时，姥姥便会采来鲜嫩的桑叶，洗净后煮成桑叶茶。那淡淡的黄绿色茶汤，散发着一股独特的清香。轻啜一口，起初是微微的苦涩在舌尖散开，随后便是丝丝甘甜涌上心头，仿佛一股清泉淌过全身，燥热之感瞬间消散。唐代雍裕之《江边柳》云："袅袅古堤边，青青一树烟。若为丝不断，留取系郎船。"

此时的桑叶不再是简单的树叶，而是承载着祖辈们生活智慧与关爱的良方。

曾记得邻居家的伯伯，因常年在田间劳作，饱受风湿痹痛之苦，每至阴雨天，关节便疼痛难忍，行动不便。村里的老中医建议他用桑枝煮水熏蒸。伯伯依言而行，每日坚持。一段时间后，他的病痛有了明显的缓解。那看似平凡无奇的树枝竟蕴含着如此神奇的力量，能为饱受病痛折磨的人带来希望与慰藉。看着伯伯脸上重新绽放的笑容，我对桑树的敬意又增添了几分。

后来，我求学在外，远离了故乡。在城市的喧嚣中，我时常怀念那些在桑树下度过的无忧无虑的时光，怀念那散发着清香的桑叶茶，怀念桑椹那酸甜的滋味。大学时，我在古籍中读到了关于桑白皮的记载："桑白皮，甘，寒，泻肺平喘，利水消肿。"这才惊觉，桑树的每一部分都被中医赋予了独特的使命与价值。它就像一位默默奉献的仁者，用自己的全部，守护着人们的健康。

岁月流转，故乡的桑树已历经风雨沧桑，每次回去，我都会特意去看望那些久违的桑树，抚摸着它们粗糙的树干，心中涌起一股莫名的感动。桑树见证了我的成长，也见证了中医药文化在民间的传承与延续。从《黄帝内经》的深邃理论到《伤寒杂病论》的精妙方剂，从宫廷太医院的严谨诊疗到民间百姓家的简易偏方，桑的身影无处不在。它是自然与人类智慧结合的完美典范，是岁月长河中那一抹永不凋零的翠绿。

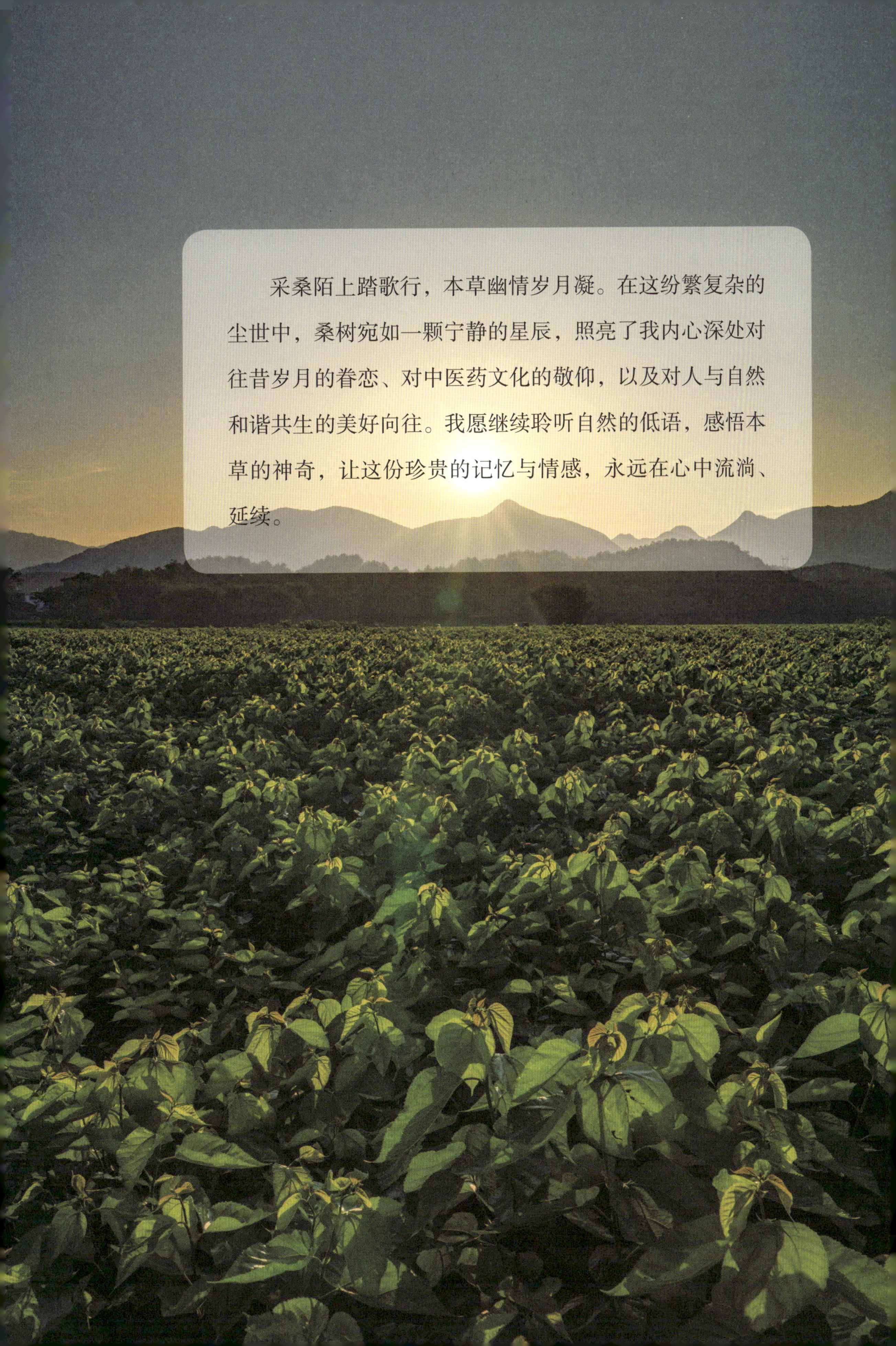

采桑陌上踏歌行，本草幽情岁月凝。在这纷繁复杂的尘世中，桑树宛如一颗宁静的星辰，照亮了我内心深处对往昔岁月的眷恋、对中医药文化的敬仰，以及对人与自然和谐共生的美好向往。我愿继续聆听自然的低语，感悟本草的神奇，让这份珍贵的记忆与情感，永远在心中流淌、延续。

生活经

SHENGHUOJING

1. 中医方中的“霜桑叶”是什么?

霜桑叶是在秋季经霜后采集的桑叶。从生长过程来讲，当秋季霜降来临，桑叶在低温和霜的作用下，内部成分发生变化。其外观往往呈黄绿色或者黄棕色，相较于未经霜打的桑叶，颜色有所加深；而且质地较脆，轻轻一折就容易断裂。霜桑叶味甘、苦，性寒，归肺、肝经。它有着疏散风热的作用，可用于治疗风热感冒引起的发热、头痛、咳嗽等症状；能清肺润燥，缓解肺热燥咳、咽干口渴等不适；还能清肝明目，对目赤肿痛、视物昏花等有改善作用。

现代研究发现，霜桑叶含有黄酮类、生物碱、多糖等成分。黄酮类化合物具有抗氧化、抗炎等特性；生物碱有助于调节机体功能，如对血压有一定的调节作用；多糖则在调节免疫等方面发挥功效。

2. 桑树全身都是宝

桑树，这一古老而神奇的植物，宛如一座绿色的宝藏，其全身各处皆有妙用，蕴含着无尽的价值。

桑叶，无疑是桑树奉献给人类的瑰宝之一。它性寒，味甘、苦，归肺、肝经，具有疏散风热之效，能在风热感冒来袭时，如清风拂过，驱散发热、头痛与咳嗽等不适；其清肺润燥之功可润泽肺热燥咳的咽喉，缓解咽干口渴；清肝明目之能让肝火上炎所致的目赤肿痛、视物昏花得以改善。现代研究还发现，桑叶富含黄酮类、生物碱等成分，在抗氧化、调节心血管功能等方面也颇有建树。

桑椹，那挂满枝头的紫黑色果实，犹如串串玛瑙，酸甜可口。桑椹味甘、酸，性微寒，入心、肝、肾经，是滋阴补血的佳品，对于肝肾阴虚引发的眩晕耳鸣、须发早白、心悸失眠等症有良好的调养作用。它还能生津润肠，可缓解津伤口渴与肠燥便秘。

桑枝，以其通利之性著称。其性平，味苦，归肝经，擅长祛风湿，通经络，适用于风湿痹痛、四肢拘挛等病症。桑枝犹如灵动的舞者，舒展着肢体的拘挛，使关节活动自如，恢复灵动，让患者重获行动的自由与舒适。

桑白皮，为桑树的根皮。其性寒，味甘，归肺经，有泻肺平喘、利水消肿的功效。当肺热喘咳、水肿胀满时，桑白皮如同一剂良方，泻肺火，平喘急，利水湿，消肿胀，使呼吸顺畅、身体的水液代谢恢复平衡。

此外，桑树的木材制作的器具坚韧耐用，桑树皮纤维可造纸等。桑树就像一位无私的母亲，从生活日用到养生保健，将自己的一切都奉献给了人类。

3. 桑叶的生活妙用

桑叶，这一平凡而又神奇的植物叶子，在日常生活中有着诸多令人惊喜的妙用。

在饮食领域，桑叶茶堪称一绝。取鲜嫩桑叶洗净晾干，以热水冲泡，一杯清香的桑叶茶便制成了。其味微苦中带甘，饮之仿若一缕清风拂过喉咙。桑叶茶可疏散风热，在风热感冒初起时，它能有效缓解发热、头痛等不适，如同身体的温和护盾。对于长期处于空调环境或秋燥时节的人，它又能清肺润燥，缓解咽干口渴、咳嗽少痰之症，恰似滋润肺部的甘霖。常饮桑叶茶还可清肝明目，减轻因用眼过度导致的眼睛酸涩、视物模糊，让双眸重焕明亮。

桑叶粥亦别有风味。将大米煮粥至半熟，加入切碎的桑叶同煮至熟烂。这粥口感软糯，兼具养生之效。它能健脾养胃，同时桑叶的清热功效可平衡粥的温性，在滋补中亦能清热祛火，尤其适合在干燥易上火的季节食用。

于美容护肤方面，桑叶也能大显身手。用桑叶煮水洗脸，桑叶水中的成分可清洁肌肤，去除污垢与多余油脂，让肌肤清爽洁净。桑叶是天然的美容佳品，长期使用桑叶水洗脸，桑叶中的抗氧化物质能减缓皮肤衰老，减少皱纹与色斑生成，使肌肤保持紧致光滑。

在家庭清洁上，桑叶也有用武之地。将干桑叶点燃，其产生的烟雾可驱赶蚊虫。用桑叶煮的水来擦拭家具，在去除污渍的同时能留下淡雅清香，使家居环境焕然一新。

桑叶虽不起眼，却如一位默默奉献的生活小助手，让我们在平凡生活中感受本草的独特魅力与价值。

美食行

MEISHIXING

1. 桑叶菊花茶

来源：清代吴鞠通《温病条辨》。

材料：干桑叶 6 克，菊花 6 克。

做法：将桑叶和菊花洗净，沸水冲泡。

用法：代茶频饮。

功效：能清肝明目，改善由肝阳上亢所致的目赤肿痛、眼目昏花；可缓解风热感冒引发的发热、头痛等不适；能清热解毒，减轻口干口苦、喉痛等症状；具有抗菌消炎之功，可用于呼吸道感染等疾病；常饮还可以调节血脂、抗氧化。

2. 桑椹黑豆膏

出处：清代凌奂《饲鹤亭集方》。

材料：黑桑椹与黑豆等量，若用鲜桑椹用量需加倍。

做法：先将桑椹与黑豆仔细洗净，放入锅中，添加适量清水，用小火缓缓煎煮。在煎煮过程中要不时搅拌，确保受热均匀，防止粘锅。随着水分渐渐蒸发，锅中的混合物会愈发浓稠，持续熬煮直至成为膏状。

用法：每日 9 ～ 12 克。建议在空腹时用开水冲服，这样能使膏方更好地被人体吸收，充分发挥药效。

功效：桑椹滋阴补血、生津润肠，黑豆补肾益阴、健脾利湿、除热解毒，二者合用，能补肝肾、利关节、止烦渴、填精益气、聪耳明目、乌须黑发。

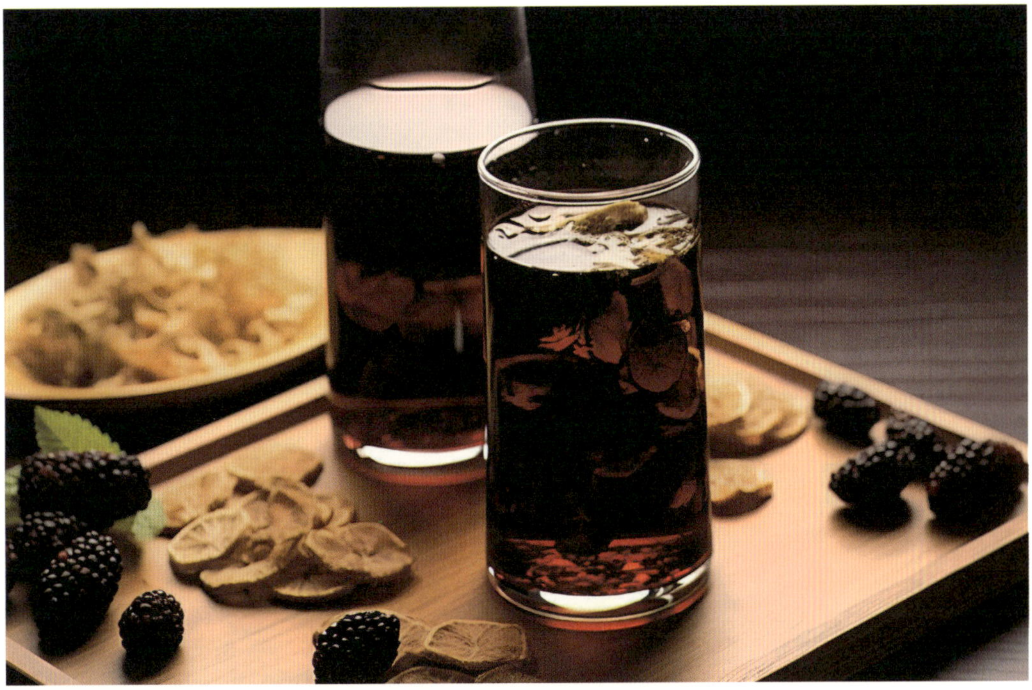

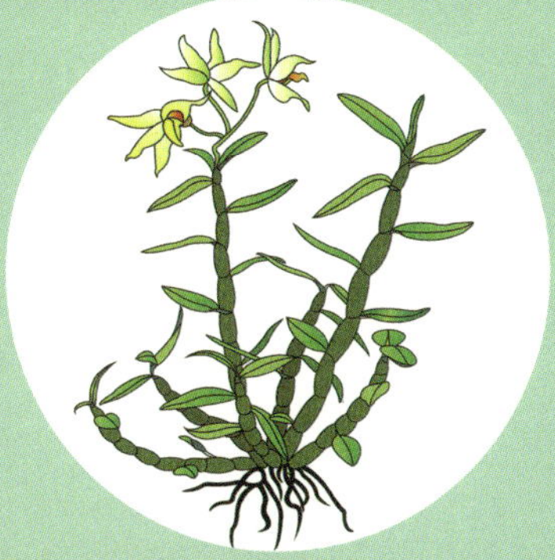

生命的博弈——

石斛

本草情
BENCAOQING

于华夏大地的崇山峻岭间，石斛仿若一位超凡脱俗的隐士，栖身于云雾缭绕的绝壁之上，在岁月的长河中静静书写着独属于自己的药用传奇，其篇章满溢着神奇与瑰丽，令人心驰神往。

石斛之株，宛如大自然精心雕琢的艺术品。其茎干修长且坚韧，仿若用翠玉铸就的灵杖，节节相扣，似乎在诉说着生命的不屈与坚韧；叶片狭长而柔滑，恰似随风飘舞的绿绸，在山风的轻抚下，轻盈摇曳，漾出一抹灵动的韵致。当花期来临，那绽放在茎端的花朵，恰似繁星点点坠落凡尘，或呈纯净的白色，宛如冬日初雪，冰清玉洁，不染纤尘；或现淡雅的紫色，仿若暮霭沉沉中的幽梦，朦胧而神秘。花瓣微微张开，花蕊如金芒闪烁，馥郁的芬芳悠悠飘散，似无形的丝缕萦绕在山川之间，引得蜂蝶翩跹，为这冷峻的崖壁增添了几分灵动与生机。

在中医的浩渺星空中，石斛无疑是一颗璀璨的星辰。它享有“药中黄金”和“救命仙草”的美誉，唐朝开元年间《道藏》还把

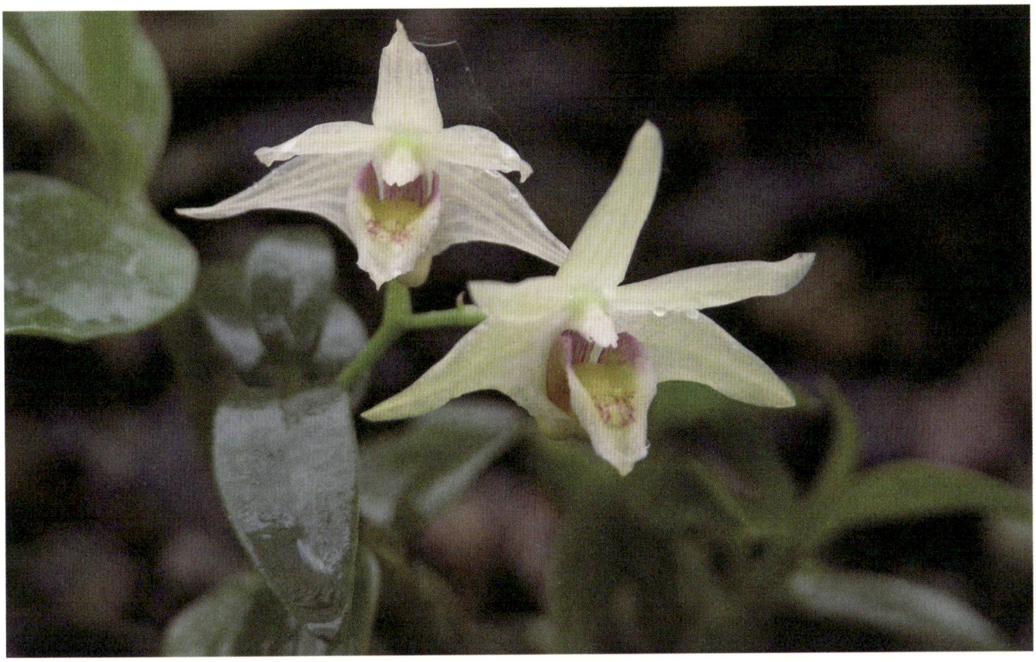

“石斛、天山雪莲、三两重人参、百二十年首乌、花甲之茯苓、深山野灵芝、海底珍珠、冬虫夏草、苁蓉”并称为中华九大仙草。《神农本草经》中有“石斛味甘，平。主伤中，除痹，下气，补五脏虚劳羸瘦，强阴，久服厚肠胃，轻身延年”的记载，这宛如神谕，确立了石斛在中药领域的神圣地位，成为后世无数医者探寻其药用奥秘的指南。自此之后，历代医药典籍对其论述不绝于耳，仿若一首首悠扬的赞歌，传唱千年而不衰。

石斛性微寒，味甘，仿若一股清泉，缓缓流入胃、肾二经，润泽着人体的脏腑经络。其养胃生津之功，恰似一场及时雨，滋润着干涸的胃土。当胃脘隐隐作痛，仿若有小虫啃噬，当饥不欲食，胃中空空却毫无食欲，当干呕呃逆，胃脘之气上逆难平，皆因胃阴不足，石斛则如温润的玉液琼浆，滋养胃阴，促进胃液的分泌与运化，使脾胃（后天之本）重归和谐有序的运转，重拾纳食运化之能。正如《本草纲目拾遗》所赞：“清胃除虚热，生津，已劳损，以之代茶，开胃健脾。”寥寥数语，道尽石斛养胃之妙。

于滋阴清热之域，石斛更是一把神奇的密钥。当阴虚内热来袭，人体仿若置于火炉之中，口干舌燥，咽干似火灼，咽痛如刀割，目赤肿痛似火在燃烧，石斛则如清风徐来，吹散体内的燥热虚火；它又似那清凉的山涧溪流，缓缓流淌过燥热的心田，带来丝丝凉意，让人体重归清爽宁静之态。

石斛补肾之效亦如神来之笔，它能滋肾阴、填肾精，为生命之树根注入汩汩清泉。对于肾虚精亏所致的腰膝酸软（仿若双腿无力支撑身躯）、头晕耳鸣（仿若脑海中有万马奔腾）、失眠多梦（仿若灵魂在暗夜中徘徊），石斛能强筋健骨、宁神益智，使疲惫的身心重新焕发出蓬勃的生机与活力。

在医家的妙方中，石斛宛如一位长袖善舞的智者，与麦冬、玄参相伴，三者仿若知音相逢，其滋阴润燥之力如江河汇聚，汹涌澎湃，迅速润泽干涸之地（肺胃阴虚）；与熟地黄、枸杞子携手，强强联合，补肝肾、益精血之效如虎添翼，为肝肾阴虚者筑牢健康的堡垒；与黄芪、党参相伍，阴阳互补，气阴双生，犹如阴阳两极的完美融合，为气阴两虚之人撑起一片希望的蓝天，助力其重归健康的康庄大道。

石斛入茶，香韵悠长；石斛入膳，滋补安康。在养生的广袤天地里，石斛亦如一颗耀眼的明珠，散发着迷人的光芒。以石斛煮水做茶，可滋阴清热、益胃生津，那袅袅升腾的水汽中弥漫着的草木清香仿若山林间的晨雾，空灵而幽远。轻啜一口，微苦而回甘的滋味在舌尖上跳跃，恰似与自然的一场深情对话，于繁忙的尘世中觅得一份宁静，让身心在这一杯香茗中得到舒缓与放松。石斛亦可用于炖汤，如石斛灵芝炖排骨，当石斛与灵芝、排骨在锅中一同炖煮，肉香与药香相互交织缠绕，炖出的汤品醇厚鲜美，仿若一场味蕾与健康的盛大狂欢。因其具有补五脏、强筋骨、安神定志之效，故而成为餐桌上备受推崇的养生佳肴，为家人的健康精心守护，宛如一位忠诚的卫士，默默奉献，不离不弃。

石斛又称“千年润”，有着十分顽强的生命力，无须土壤，仅依靠浇水就能存活下去。若将一颗鲜石斛放入冰箱内，放置一两年再拿出来，它也能继续存活下去。石斛对土肥亦无严格要求，它可以生长在树干树皮上，也可以生长在悬崖峭壁的缝隙中。《本草乘雅半偈》中提到石斛还有一个古怪的别名——“禁生”，顾名思义，石斛能够在不适合植物存活的环境下存活，可见其生命的坚韧。

恶劣的生长环境虽不能阻碍石斛生命前进的脚步，但却让其他的生命望而却步，石斛的授粉便成了难题，因此，石斛找到了一种不依赖其他生物，甚至完全靠自己就能繁殖的方式——分糵繁殖。当石斛自感无力适应环境时，它们就会把整个茎中的养分集中在一点，长出新芽，等到新芽具有独立适应环境的能力时，整个母体枝干才会死去。这就像一场生命的博弈，既不向环境屈服，又充满着奉献精神，拼尽全力，牺牲自己，扶持新生。这不禁让我想起一句话："卑贱者易于苟活。"这里的"卑贱"并不是指地位低下，而是指接近地气，处处低调，学会内敛，身在逆境也不会轻言放弃；而"苟活"也不是意味着浑浑噩噩地过日子，而是正向意义上的随遇而安，适应一切环境，逆境时厚积薄发，顺境时利用机会大展身手。

生命力顽强的石斛，穷极一生都在与自然博弈。人们赋予了它赞美，也在它身上看到了生的希望，汲取了生的力量，它教会我们，无论生活多么艰难，只要心中有信念，便能在逆境中绽放出最美的花朵。

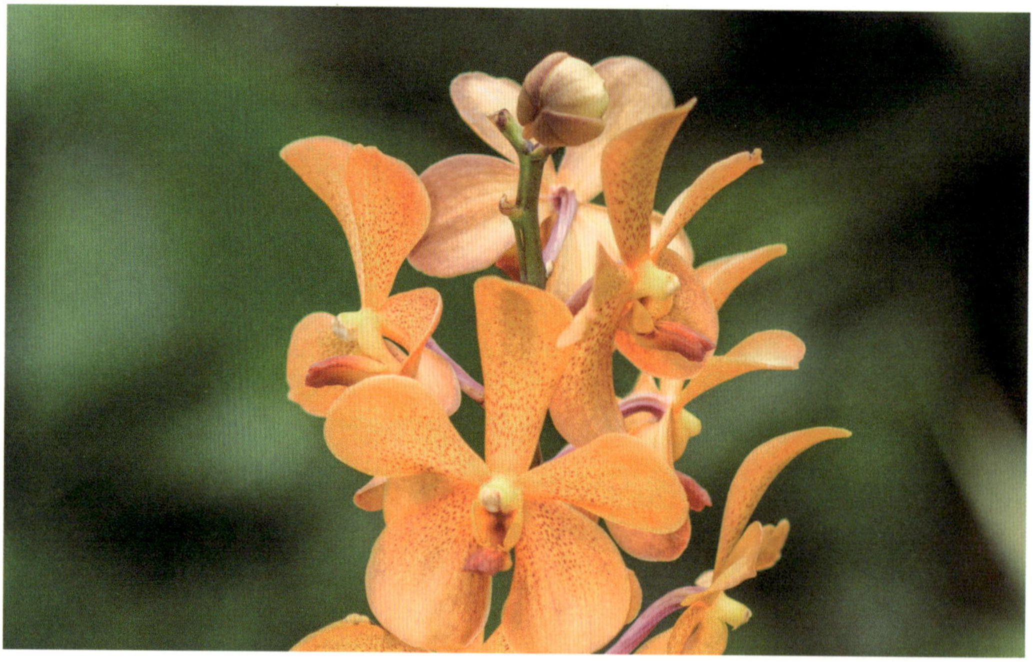

生活经

SHENGHUOJING

1. 石斛适合什么人吃?

一是阴虚体质者。阴虚体质的人常出现口干舌燥、咽喉干燥、五心烦热（两手心、两脚心和胸口感觉烦热）、盗汗（入睡后汗出异常，醒来后汗止）等症状。这是由于体内阴液不足，不能制约阳气，导致虚火内生所致。石斛具有滋阴清热的功效，其味甘，性微寒，能够滋养胃阴、肾阴，对于阴虚内热有很好的调节作用。

二是肠胃虚弱者。这类人可能会有胃脘隐痛、食欲减退、消化不良、干呕呃逆等问题。肠胃虚弱可由饮食不规律、过度劳累、久病等因素引起。石斛能益胃生津，它可以促进胃液分泌和胃肠蠕动，帮助肠胃更好地消化食物。

三是肝肾阴虚者。肝肾阴虚的人通常会出现腰膝酸软、头晕耳鸣、视力减退、男子遗精、女子月经量少等症状。肝肾同源，肝藏血，肾藏精，肝肾阴虚意味着精血不足。石斛归胃、肾经，有滋肾阴、补肝肾的作用。对于腰膝酸软，它可以滋养肾阴，为腰膝提供足够的营养，增强腰膝的力量；对于头晕耳鸣，它可以通过滋养肝肾之阴改善肝肾的功能，从而减轻这些症状；在调节生殖系统功能方面，它能为肝肾补充精血，对男子遗精、女子月经量少等问题也能起到一定的辅助治疗作用。

四是“三高”人群。“三高”是指高血压、高血脂、高血糖。这类人群身体的代谢功能可能存在问题，并且他们通常需要长期控制饮食。石斛它可以改善身体的微循环，增强血管的弹性，在一定程度上辅助控制血压。同时，石斛的滋阴作用有助于调节身体的代谢功能，对于血糖和血脂的控制也可能有积极的影响，不过不能替代药物治疗。

五是免疫力低下者。这类人群身体比较虚弱，恢复能力也相对较差，容易感冒、生病。石斛中含有多种营养成分，如多糖等，这些成分能够增强机体的免疫力，提高身体的抗病能力。长期食用石斛，就像为身体的免疫系统注入了一支援军，能帮助身体更好地抵御外界病菌的入侵，并且在生病后也有助于身体更快地恢复健康。

六是用眼过度者。长时间使用电子设备、阅读书籍或者从事需要高度集中视力的工作，容易导致眼睛疲劳、干涩、视力下降等问题。石斛能够滋养肝阴，而肝开窍于目，肝阴充足则眼睛能够得到滋养，所以它具有明目的作用。石斛可以缓解因用眼过度引起的眼睛不适，如眼疲劳、干涩，还可起到保护视力的作用，是长期用眼人群的一种天然的眼部保健药材。

2. 鲜石斛和干石斛功效有所不同，应如何使用呢？

鲜石斛中石斛多糖含量较高，且保持着良好的生物活性，具有显著的免疫调节、抗氧化等功效。同时，它还含有多种生物碱、氨基酸以及维生素和矿物质。在药用功效方面，鲜石斛以清热生津见长，对于热病津伤所致的口干舌燥、咽喉疼痛等症状，它能够迅速发挥作用，其丰富的汁液能够直接滋润人体的津液亏损之处。它还能促进胃液分泌、改善脾胃功能，可有效缓解胃脘隐痛、消化不良等问题。鲜石斛的食用方式多样且便捷。将洗净的鲜石斛茎枝直接放入口中嚼服，在充分感受其鲜嫩的口感和原汁原味的同时，其营养成分可以直接被人体吸收。鲜石斛榨汁也是一种很受欢迎的方法，将鲜石斛与适量的水或其他水果（苹果、雪梨等）混合榨汁，过滤后，根据个人口味加入蜂蜜或冰糖等调味，制成的石斛汁不仅口感鲜美，还能更大程度地发挥其清热降火、滋阴养颜的功效，尤其适合在炎热的夏季饮用，能够快速补充人体因暑热而消耗的津液。此外，鲜石斛还可用于凉拌菜肴的制作，将其茎枝切成丝状或片状，与黄瓜、胡萝卜等蔬菜搭配，加入适量的醋、生抽、蒜末、香油等调料，制作出的凉拌石斛既保留了其营养成分，又具有开胃、清热的作用，是一道清爽可口的夏日佳肴。

干石斛在干燥的过程中，虽然水分大量散失，但营养成分得到了浓缩，石斛多糖等主要有效成分的相对含量有所提高，其化学成分更为稳定，便于长期储存和使用。在药用功效上，干石斛侧重于滋阴、补肾。对于阴虚体弱、肝肾阴虚引起的腰膝酸软、头晕耳鸣等慢性病症，干石斛能够通过长时间的炖煮、炮制等方式，使其有效成分缓慢释放并深入人体经络脏腑，起到滋养肝肾之阴、调节身体机能的作用，从而改善这些症状。其对人体内分泌系统的调节以及免疫力的增强也有着不可忽视的作用。煲汤炖煮是干石斛最为常见的食用方法。将干石斛与鸡肉、鸭肉、排骨等食材一同放入锅中，加入足量的水，用小火慢炖数小时。在长时间的炖煮过程中，干石斛的有效成分逐渐溶入汤中，使汤品具有浓郁的滋补功效。如石斛炖老鸭汤，能改善阴虚火旺、咽干口燥等症状，同时还能为人体补充丰富的营养物质。干石斛也可泡茶饮用，将其切成小段后放入茶壶中，用开水冲泡即可，可反复冲泡多次，随着冲泡次数的增加，石斛的味道逐渐散发出来，其有效成分也缓缓溶出。这种方式适合日常保健，能够起到滋阴清热、养胃生津的作用。在工作之余饮用一杯石斛茶，有助于缓解疲劳、提高身体的免疫力。另外，干石斛还可以研磨成细粉，装入胶囊或直接用温水冲服，这样能够使石斛的营养成分更迅速地被人体吸收，尤其适合那些生活节奏快、不方便炖煮或泡茶的人群。

3. 石斛和铁皮石斛的是同一种植物吗？

石斛有多个品种，其常见品种各具特色，差异显著。

铁皮石斛是石斛的常见品种之一。它茎直立，色黄绿，质地坚实，多生于温暖湿润且半阴半阳处。其药用价值极高，为益胃生津、滋阴清热的翘楚，被誉为“仙草之首”。其食用方式多种多样，鲜品、枫斗皆可用。

霍山石斛，即米斛，外形似蚂蚱腿，呈淡黄绿色，产于安徽霍山，对熬夜、体虚人群有益。其药用价值较高，但生长缓慢、产量稀少，故而较为珍贵，常以独特的“龙头凤尾”枫斗形态现身，可鲜食、煲汤或泡茶。

金钗石斛，茎有圆柱与扁圆柱之分，色呈金黄或绿黄且有光泽，生长于四川、贵州等地，易于人工培育。金钗石斛可滋阴清热、生津止渴，常用于热病伤津证，鲜用干用均可，是中药饮片与中成药的常见原料。

粉花石斛，茎细长圆柱状，弯曲盘绕，色金黄有光。生于特定海拔山地，能滋阴清热、生津止渴，以解热病津伤、口干烦渴，可鲜食、煎汤或泡茶。

束花石斛，茎细长圆锥状，质轻易折，色金黄、棕黄。生于山地密林中，有滋阴益肾、生津止渴之功，对肝肾阴虚证有效，可鲜食、炖汤或泡酒。

鼓槌石斛，茎直立肉质纺锤形，金黄且棱凸。长于阳光充足处，能滋阴清热、益胃生津、润肺止咳，可应对多种病症，可鲜食、榨汁、煲汤、泡酒等。

水草石斛，茎圆柱形，光滑色绿黄，产于云南德宏。生长迅速、产量高但药用价值相对普通，不过也具备益胃生津、滋阴清热之效，可鲜食、煎汤或泡茶。

这些品种在外观、生长环境、药用价值与食用方式上的差别，为其在医药、养生等领域的应用提供了多种选择。

4. 使用石斛的注意事项

石斛性寒，脾胃虚寒、大便溏薄者和寒性体质者（经常手脚冰凉、怕冷等）不宜长期大量使用。这些人群本身阳气不足，过多食用石斛可能会进一步损伤阳气，加重脾胃虚寒的症状，如导致腹痛、腹泻等。另外，在感冒初期，如果是外感风寒之邪引起的，一般也不建议使用石斛。此时人体需要驱散外来的寒邪，而石斛的滋阴作用可能会使邪气滞留在体内，不利于病情的好转。

石斛在与其他药物配伍时也有一些需要注意的地方。它不能与巴豆、僵蚕等药物一起使用。巴豆性热且峻下，与石斛的寒性冲突，同时其峻下作用可能会影响石斛对肠胃的滋养调节功能。僵蚕主要用于息风止痉等，与石斛的功效没有协同作用，且可能会产生不良反应。

鲜石斛一般用量相对较大，日常保健时，每次可以使用 10 ～ 30 克，而干石斛每次 3 ～ 5 克即可，治疗疾病时，根据病情的不同，用量可以在 6 ～ 12 克。无论是鲜品还是干品，都应该根据个人体质、病情以及医生的建议来合理确定用量和使用方法，以确保能安全有效地发挥其药用价值。

美食行

MEISHIXING

1. 石斛护嗓茶

出处：清代赵学敏《本草纲目拾遗》。

材料：干石斛 3 ～ 5 克。

做法：干石斛洗净，加水适量，煎煮 10 ～ 15 分钟，或者用保温杯焖泡 20 ～ 30 分钟。

用法：代茶小口频饮，让药茶缓慢持久的滋润咽喉部。

功效：生津利咽，清虚热，除烦渴。《本草通玄》记载：“石斛甘可悦脾，咸能益肾……古人以此代茶，甚清上膈。”《本草纲目拾遗》记载：“以石斛代茶，能清胃火，除虚热，生津液，利咽喉，开胃口，化痰涎。”梅兰芳是我国著名的京剧表演艺术家，其嗓音条件及演唱技巧均堪称一绝，即使到了花甲之年，嗓音依然甜润动人，这与他常年服用石斛密切相关。因此，这款养生茶适合演员、教师以及患慢性咽喉炎的人群。

2. 石斛夜光茶

出处：元代倪维德《原机启微》化裁。

材料：干石斛10克，枸杞子10克，杭白菊5克。

做法：石斛、枸杞子洗净后煎煮20分钟，然后用石斛枸杞子水冲泡菊花。

用法：代茶饮用。煎煮更有利于石斛和枸杞子的有效成分析出。饮用前可先用蒸气熏蒸下眼睛，但切忌温度太高。

功效：养肝明目，滋阴润燥。菊花、枸杞子加石斛，是经典名方石斛夜光丸（现在也做成中成药）中的主要成分。为什么要把这3味药放在一起用呢？这是很有讲究的。我们形容眼睛能传情达意，有一句话叫“水汪汪的大眼睛”。这个“水”很重要。中医认为，眼睛要靠五脏的阴血滋养才能明亮。眼睛出现的问题主要原因有两个，一是上火，二是阴虚。对于慢性眼病，通常这两种原因同时存在，阴虚则火旺。石斛是滋阴降火的药食两用食品，而且能滋养五脏之阴，肝、心、脾、肺、肾无处不到，明目的关键药物枸杞子善于滋养肝肾，杭白菊善于清肝火明目。此茶口感甘甜，没有什么特殊药味，适合代茶饮用，尤其适合眼干、眼涩、眼疲劳、视物模糊、夜盲症、干眼症的人群。

3. 清肺补脾饮

出处：明代李时珍《本草纲目》。

材料：干石斛10克，生姜3片。

做法：石斛、生姜洗净后加水适量，煎煮10～15分钟，或者用保温杯焖泡20～30分钟。

用法：代茶饮用。

功效：清肺补脾。《本草纲目》记载："囊湿精少，小便余沥者，宜加之。一法：每以二钱，入生姜一片，水煎代茶饮，甚清肺补脾也。"石斛具有益胃生津、滋阴清热的功效，生姜具有解表散寒、温中止呕、化痰止咳等功效，对于担心石斛过于寒凉的朋友，服用石斛时可以搭配几片生姜。

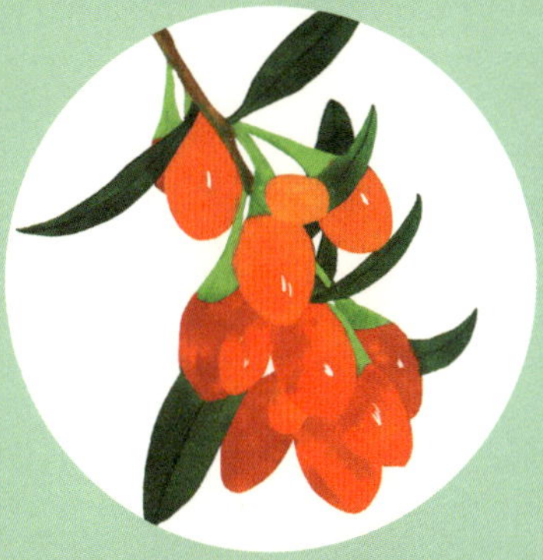

四时与你——

枸杞子

本草情

BENCAOQING

“瑶台王母宝石丰，累月积年堆满宫。醉后多情随手洒，玉成宁夏万千红”。枸杞，总是那么丰富多情。于苍茫的高原和广袤的沙漠中，我们见到了它。没有俏丽的姿容，也没有鲜艳的色彩，只是一副面容憔悴、遍身疮痍的老妇形态，虽然没有走到生命的尽头，但于四时之中，坚韧而顽强地守护着脚下的土地，哺育着脚下这片土地上生活的万千儿女。

比起沙漠里的钻天杨和绿柳，枸杞的植株显得极为渺小，它紧紧地依附在无垠的沙海中，奋力扎根汲取水分，将浑身的能量化成颗颗饱满剔透、鲜甜多汁的“红宝石”，也因此成就了脚下的土地。

春节一过，天气回暖，乡亲们就开始忙碌起来，为枸杞树修剪枝条，枸杞树是一种落叶灌木，树干枯而瘦小，茎有坚硬的短刺，将一些支棱着的旁枝剪去，这可是一门技术活。等到第一次给枸杞上肥料，所有的枝也就剪完了，枸杞树看上去也轻松了许多，剪枝的师傅却累得够呛，整天的猫着腰，动辄还被刺扎了手，着实是个

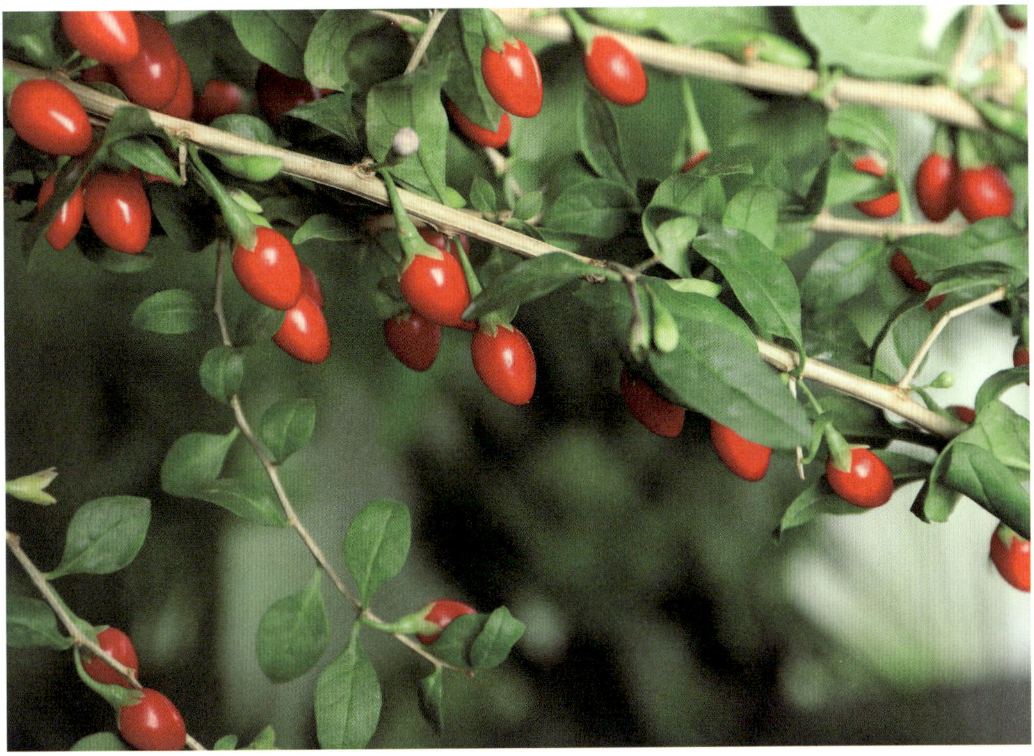

辛苦的营生。

枸杞树到四月份的时候就开始抽丝发条长出叶子，叶儿很小，呈椭圆状，两头带着小尖。清晨，走到园子边上，枸杞叶在晨露的滋润下青翠欲滴，那一棵棵枝叶茂盛、婀娜多姿的枸杞树，就像是把一把把五彩缤纷的花伞栽在枸杞园里。

五月，枸杞花陆陆续续地开了，远远地就能闻到一阵阵特有的花香。凑近一看，她撑着淡紫色的花儿，还带点儿黄，小小的，嫩嫩的，似乎一触即碎，好像少女初见情郎的羞赧与腼腆。夏日气温迅速升高，大概是耐不住这份炎热，一夜之间，满园的花儿完成历史使命般急切地掉落，吐露出一粒粒青果。

六到八月是枸杞子成熟的季节，这个季节，红枸杞便成了宁夏一道最为亮丽的风景线。枸杞子是那样的饱满，那样的精神，水灵灵的果儿亮晶晶的，在绿叶的陪衬下，成熟的红枸杞，红彤彤的，鲜艳夺目，默默地汲取着大地的精华，滋润着自己的身体，那娇嫩的样子似乎刚浸过水，像晶莹剔透的红玛瑙。进到枸杞园里，看着那些红彤彤的果实，你会情不自禁地摘一颗放进嘴里，透过薄薄的皮儿，那浓浓的甘甜、淡淡的清香，定会令你陶醉。这时也许你会暗叹，那干枯瘦小的枸杞树却能结出宝石般莹润的果实，真是大自然出人意料的杰作啊！

这个时节，也是乡亲们最忙的时候。枸杞子说红就红了，一红马上就要摘，否则熟透了就会落在地上烂掉，前面的功夫和辛苦就白费了。人比太阳起得早，老人、小孩、男人、女人，都在胳膊上挎个或大或小的编织竹筐，在枸杞园主人们的引领下来开始采摘，既不能伤害枸杞枝条和叶子，又要采摘到红红的枸杞果儿，这样才可以保证不影响下一茬枸杞子的生长，还能保证采摘的枸杞子不被叶子粘连，采摘后便于处理。一粒一粒，一筐一筐，太阳还完全没有升起，几亩鲜红的枸杞子就被采摘归拢了，当然主人在田头上要支起秤杆给每个人过斤两，并马上付清采摘费，领到钱的人都说着笑着到别处找寻他们明天的采摘园了。到了夏收繁忙季节，乡亲们既要忙着收小麦，又要采摘枸杞子，这时老人和孩子就成了采摘枸杞子的主力军。

深秋降霜，枸杞果儿愈显得娇红了。秋风荡过枸杞园，那红霞碧波连接天边，异常美丽。明代诗人萧如薰在《秋征》中写道："杞树珊瑚果，兰山翡翠峰。"深刻描述了枸杞园里的诗情画意。最后一茬枸杞子采摘完后，就要给枸杞树施冬肥了，用铁锨把土挨个翻一遍，在每颗枸杞树近旁挖一个小坑，壅些天然的肥料，再把土填上，等冬水一灌溉，一年也就到头了，而枸杞树也在朔风中又呈现出干枯弱小的情状来。

关于枸杞子，还有一个神奇的传说。盛唐时期，有一天，丝绸之路来了一帮西域商贾，傍晚在客栈住宿，见一女子斥责一老者。商人上前责问："你何故这般打骂老人？"那女子道："我训自己的孙子，与你何干？"闻者皆大吃一惊。原来，此女子已200多岁，老汉也已是九旬之人。他受责打是因为不肯遵守族规服用草药，结果未老先衰、两眼昏花。商人惊诧之余，忙向女寿星讨教高寿的秘诀。女寿星见使者一片真诚，便告诉他自己四季服用枸杞子。后来枸杞传入中东和西方，被誉为"东方神草"。

传说已无从考证，毕竟带着演绎的色彩，但近代名医张锡纯在其所著的《医学衷中参西录》里记载了自己50多岁时患上夜间烦渴证，用枸杞子治愈的病案。张锡纯每天晚上睡觉时，无论冬夏，床头都要放一壶凉水，每醒一次，感觉心中发热，便饮凉水数口，到早晨壶中的水已所余无几。后来，他临睡时嚼服枸杞子1两，夜间饮凉水即可少一半，且晨起后觉心中格外镇静，精神格外充足。因此，张锡纯盛赞枸杞，他说枸杞树的寿命超过了松树和柏树，万年不老，不管是生长在什么地方，枸杞树的树根都能延伸到很深的地方，可谓“直达黄泉”；枝叶非常茂盛，从来没见过枸杞树会自己枯萎的。所以，人服用枸杞子能够延年益寿，不是很显而易见吗？

很多人知道枸杞子是药食同源之品，其实，它的全身都是宝。李时珍在《本草纲目》中记载：“春采枸杞叶，名天精草；夏采花，名长生草；秋采子，名枸杞子；冬采根，名地骨皮。”也就是说，枸杞的叶、花、果、根都是药材。枸杞叶，又名天精草，具有补虚益精、清热明目、祛风除湿、通肠润便等作用。枸杞花，又名长生草，具有强肾补肝、强身健体、防病延年等作用。枸杞果，又名枸杞子，具有养肝明目、补肾润肺的作用，明代《本草汇言》记载：“枸杞能使气可充，血可补，阳可生，阴可长，火可降，风湿可去，有十全之妙用焉。”枸杞根，又名地骨皮，具有凉血除蒸、清肺降火等作用。

其实，在广东、广西等地，枸杞芽菜已经非常常见，在菜市场和超市都可以买到。反而在宁夏等西北地区，却较少把枸杞嫩叶当作蔬菜食用。另外，枸杞还可以加工成各种食品、饮料、保健酒、保健品，制成润滑油或食用油等。

《诗经》云：“湛湛露斯，在彼枸杞，显允君子，莫不令德。”将枸杞与君子的美德联系在一起。四时的陪伴，温柔的哺育，倔强的生长，枸杞的这份殷勤与执着，让我们有幸看到秋后沙海里的红光万顷，也让等待它的人们满心欢喜。

生活经

SHENGHUOJING

1. 枸杞子有药用与食用的区别吗?

很多人认为枸杞子是药食同源之品，因此不区分药用枸杞子与食用枸杞子。实际上，我们可以根据枸杞子味道和外观的细微差别来进行分类。第一，尝味。食用枸杞子味道很甜，枸杞多糖含量少，单糖含量高。因为甜度高，容易结块，放久了会黏成一团。药用枸杞子的后味有点苦，其枸杞多糖含量高，单糖含量少，不容易结块，个别黏在一起也比较容易分开。第二，看浮水率。准备一杯冷水，抓十几粒枸杞子放进去，浮水率越高，品质越好。两者的药效并没有显著差别，但要是作为食用的话，还是建议选择味道甜，容易结块并且浮水率高的枸杞子，这样口感会比较好。

2. 枸杞子的挑选与鉴别

枸杞子自古以宁夏产者为道地药材，药用价值最高。因此，推荐购买宁夏枸杞。

1）从颜色上辨别

鲜的枸杞子因产地不同而色泽略有不同，但均颜色柔和，有光泽，肉质饱满，而被染色的枸杞子多为陈年旧货，感观上肉质较差，无光泽，外表却鲜亮诱人，因此购买枸杞子的时候一定不要贪“色”。正常枸杞子尖端蒂处多为黄色或白色，用色素浸染过的枸杞子蒂处呈红色，用硫黄烘烤过的则呈深褐色。由于用色素染过的枸杞子特别怕水，建议大家在选购枸杞子时可以取几粒放进水中，或者故意用潮湿的手搓一搓，如果掉色，就要慎重购买了。

2）从形状上辨别

宁夏枸杞尖处大多有小白点，这是其他地区产的枸杞子所不具备的。宁夏枸杞放入水中 90% 不下沉，无论泡茶、煲汤，都是漂浮在水面上的。

3）从气味上辨别

被硫黄熏过的枸杞子，只需抓一把用双手捂一阵之后，再放到鼻子底下闻，便可闻到刺激的呛味。

4）从口味上辨别

宁夏枸杞吃起来特别甜，但是吃完后嗓子里有一丝苦味；而内蒙古、新疆等地产的枸杞子甜得有些腻；用白矾泡过的枸杞子咀嚼起来会有白矾的苦味；至于打过硫黄的枸杞子，味道会呈现酸、涩、苦感。

3. 枸杞子适合所有人食用吗?

枸杞子具有良好的营养和保健作用，但并非所有人都适合食用。

（1）患有热性病的人不适合吃枸杞子。所谓热性病主要是感冒发烧，红肿热痛的炎症反应期，如腮腺炎、乳腺炎等，以及溃疡发作期，如口腔溃疡、胃溃疡等。

（2）容易腹泻或者正在腹泻的人不适合吃枸杞子。因为这类人脾胃很弱，枸杞子进入人体后，可以增加腹腔静脉的血流量，使更多水分渗入肠道，使腹泻情况进一步加重。

（3）性欲亢进的人不适合服用枸杞子。枸杞子具有兴奋性神经的作用。

（4）糖尿病患者慎用枸杞子。枸杞子含糖量较高，每 100 克枸杞子含糖量约为 19.3 克，食用不慎容易造成血糖的升高。

4. 枸杞子的保健食用量是多少?

推荐枸杞子每日食用量为 10 ～ 20 克，差不多就是手抓起来一小把。

美食行

MEISHIXING

1. 杞圆膏

来源：明代洪基等《摄生秘剖》。原文记载："枸杞子（去蒂）五斤，圆眼肉五斤。上二味为一处，用新汲长流水五十斤，以砂锅桑柴火慢慢熬之，渐渐加水，煮至杞圆无味，方去渣不用，再慢火熬成膏，取起，瓷罐收贮，不拘时频服二三匙。"

材料：枸杞子、龙眼肉各 500 克。

做法：取枸杞子、龙眼肉，加水，大火烧开后转小火，反复加水煮至枸杞子、龙眼肉无味，过滤掉渣滓，继续煎熬成膏。

用法：每次 1 ～ 2 匙，沸水冲服。

功效：本方用枸杞子补肾、益精血，龙眼肉养血安神、益智，用于肝肾不足，血不养心，见腰膝酸软、头昏耳鸣、心悸健忘等症。心主血，脾统血，肝藏血，思虑过多则耗气伤血，血不足则虚火炽，肾水日见衰竭。因此取甘温濡润之龙眼肉，甘温可以补脾，濡润可以养心；味厚气平之枸杞子，味厚可以滋阴，气平可以益阳；阴生于阳，阴阳和，水火济，心肾交，则阴血自生而常足。

2. 杞精膏

来源：明代高濂《遵生八笺》保镇丹田二精丸方。原文记载："用黄精（去皮）、枸杞子各二斤。上二味各八九月间采取，先用清水洗净黄精一味，令捣控干，再捣罗为细末，炼蜜为丸，如梧桐子大，每服二五十丸，空心食前温酒下。常服助气固精，补镇丹田，活血驻颜，长生不老。"

材料：枸杞子、黄精各 500 克。

做法：取枸杞子、黄精，加水，大火烧开后转小火多次煎煮，去渣浓缩后，加蜂蜜适量混匀，煎沸，冷却后储存备用。

用法：每次 1 ～ 2 匙，沸水冲服。

功效：枸杞子、黄精均为古代用以延年抗老的常用药物，配伍应用，强精益气，有较好的补肝肾、益精血作用。本方适宜中老年人精气亏虚、须发早白、腰酸体倦、目昏耳聋、健忘、容颜衰减者服用。阳虚内寒及脾胃虚弱者忌服。

3. 金髓煎

来源：近代张锡纯《医学衷中参西录》。原文记载："枸杞子，逐日择红熟者，以无灰酒浸之，蜡纸封固，勿令泄气，两月足，取入砂盆中，研烂滤取汁，同原浸之酒入银锅内，慢火熬之，不住箸搅，恐黏住不匀，候成饧，净瓶密贮。每早温酒服二大匙，夜卧再服，百日身轻气壮，积年不辍，可以羽化。"

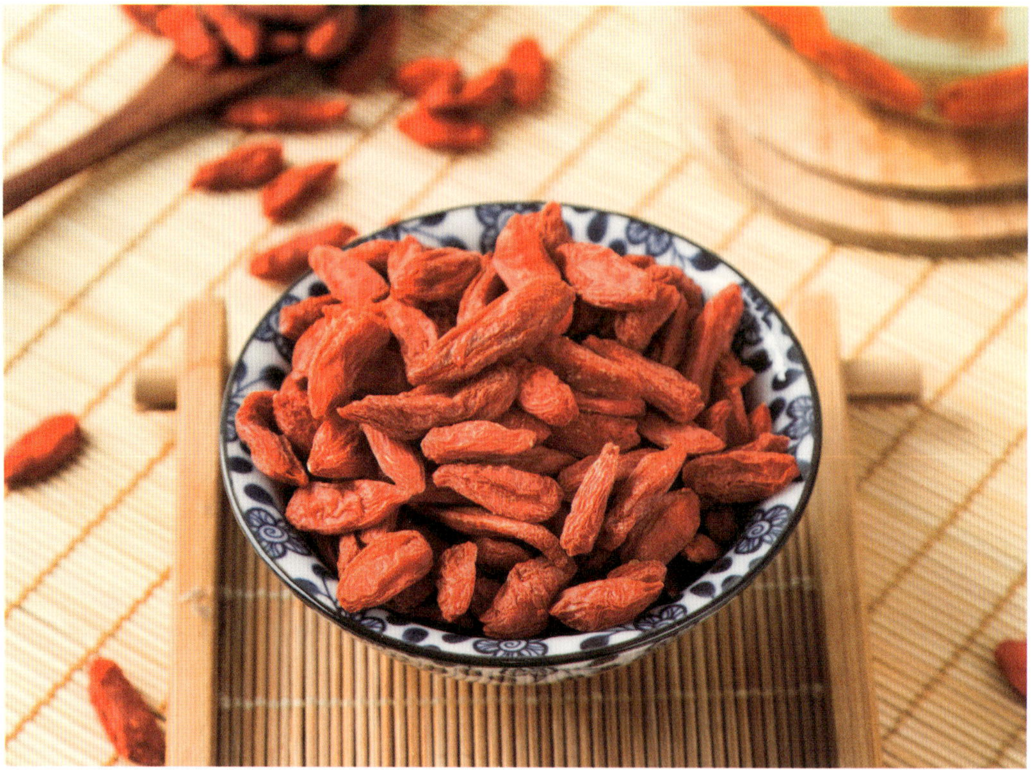

材料：枸杞子 500 克，高度白酒适量。

做法：选择红熟的枸杞子，用高度白酒浸泡，以酒能没过枸杞子为度。封口后不要泄气，浸泡 2 个月，之后将酒中的枸杞子捞出倒入盆中，捣烂后滤过汁液，和之前一起浸泡的酒一同倒入锅内，小火慢慢熬，熬的时候要一直搅拌，不然就会粘住。熬成膏状后装入洁净的无水无油的密闭瓶子中。

用法：每天早上调服 2 大匙，晚上睡前再服 1 次。

功效：服用百日之后，就会觉得神清气爽，可延年益寿。

4. 枸杞煎

来源：唐代孙思邈《千金方》。

材料：枸杞子 500 克，米酒 1500 克。

做法：原文记载的做法为“枸杞三十斤，锉，叶生至未落可用茎，叶落至未生可用根，以水一石，煮取五斗，去滓淀，将滓更入釜，与水依前，煮取五斗，并前为一斛，澄清去淀，釜中煎，取二斗许，更入小铜锅子煎，令连连如饧止，或器盛。重汤煮更好。每日早朝服一合半，日再，初服一合，渐加”。现在改良做法：将枸杞子清洗干净，晒干研末，米酒煎煮 10 分钟至酒精完全挥发，加入枸杞粉一起煎煮，调入适量蜂蜜收膏即可。

用法：每天早晚分别服 1 ～ 2 勺，用温开水送服。

功效：枸杞煎不但能增强体质，还能防治因肝肾阴虚引发的早生白发、皱纹，头晕目眩，视物模糊，乏力疲惫，腰膝酸软等，男女皆可服用。

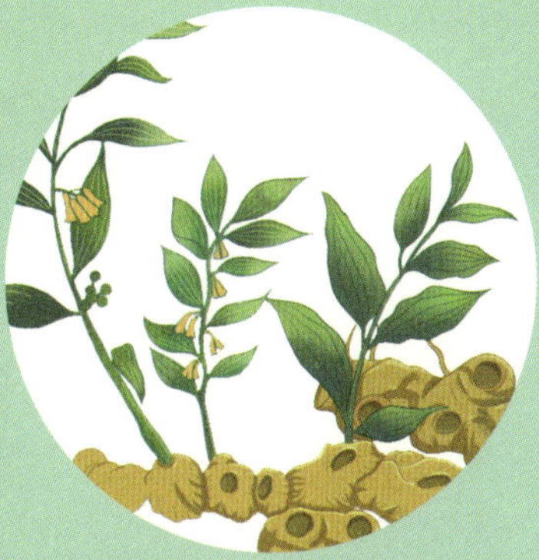

仙人余粮——黄精

本草情

BENCAOQING

在那远离尘嚣的山林之中，有一种低调而珍贵的植物——黄精。它没有娇艳夺目的花朵，也未曾在繁华都市中崭露头角，却在中医的世界里，默默散发着独特的魅力，承载着大自然对人类健康的深切馈赠。

黄精，常生长于山坡林下、灌丛或草地之中。它的植株并不起眼，细长的茎秆上，叶片如竹叶般狭长而翠绿，有序地排列着，在微风的吹拂下轻轻晃动，似在低语着山林的秘密。当花期来临，黄精会绽放出一串串黄绿色的小花，花朵小巧而精致，虽不艳丽张扬，却有着一种质朴的美，淡雅的花香在山林间弥漫，吸引着一些小昆虫前来探寻。而它真正的宝藏——深埋于地下的根茎，才是中医所珍视的部分。它的根茎肉质肥厚，色泽淡黄，质地坚实，犹如大地孕育出的一颗明珠，凝聚着日月精华与山林灵气。

中医对黄精的认识源远流长，犹如一部古老的史书，记载着无数先辈们的智慧与经验。黄精性味甘平，归脾、肺、肾经，又名

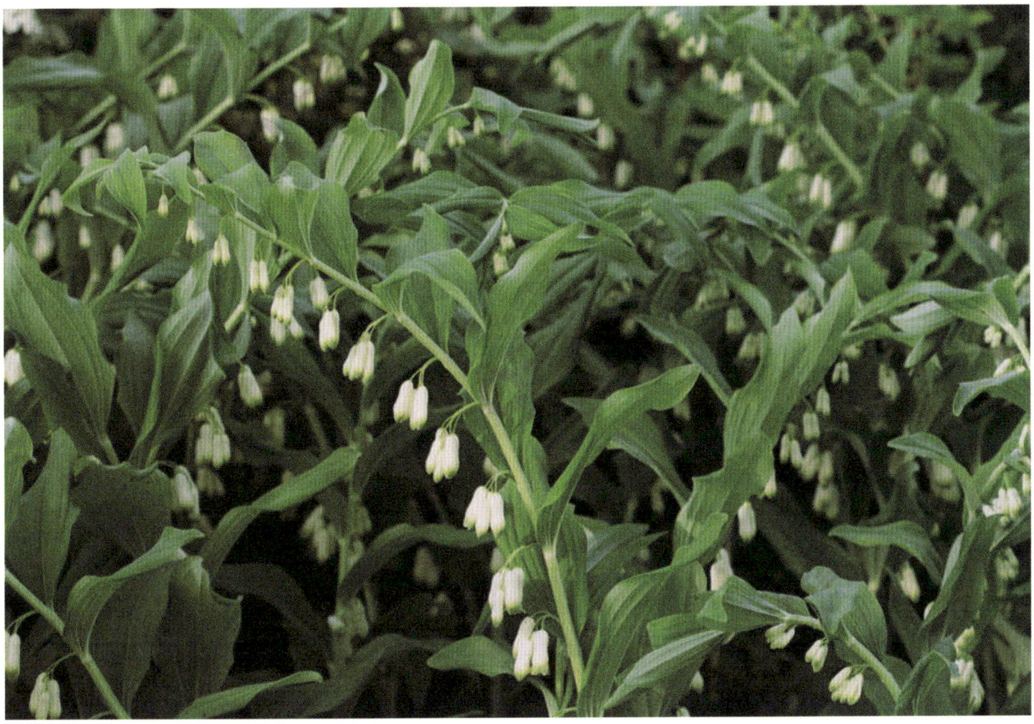

“仙人余粮”。这看似简单的特性，却蕴含着深刻的养生之道。它温和地作用于人体，如同一位亲切的老友，不温不火，不会给身体带来丝毫的刺激与负担。

黄精入脾经，对于脾胃虚弱的人来说，它就像是一位得力的助手。在生活中，很多人由于长期的饮食不规律、过度劳累或精神压力过大，导致脾胃功能受损，出现食欲不振、消化不良、腹胀腹泻等症状，身体也因此逐渐变得虚弱。黄精能够温和地滋养脾胃，增强脾胃的运化功能，就像为一台疲惫的机器注入了动力，让它重新高效地运转起来。它能帮助脾胃更好地消化食物，吸收营养物质，将其转化为气血，输送到全身各处，使元气慢慢恢复，面色变得红润有光泽，精神也更加饱满。

肺是人体与外界进行气体交换的重要场所，容易受到外界环境的影响。气候干燥、空气污染、吸烟等因素，都可能导致肺脏受损，出现咳嗽、咽干、口渴等症状。黄精入肺经，以其甘润之性，为肺脏提供滋润与呵护。它就像一场及时雨，润泽干燥的肺叶，缓解咳嗽，减轻咽干口渴等不适感，让呼吸变得更加顺畅自然。长期食用黄精，有助于保持肺脏的健康，增强肺的防御功能，减少呼吸道疾病的发生。

肾为人体的先天之本，关系到生长发育、生殖功能以及身体的整体健康状况。随着年龄的增长，或者由于过度劳累、不良的生活

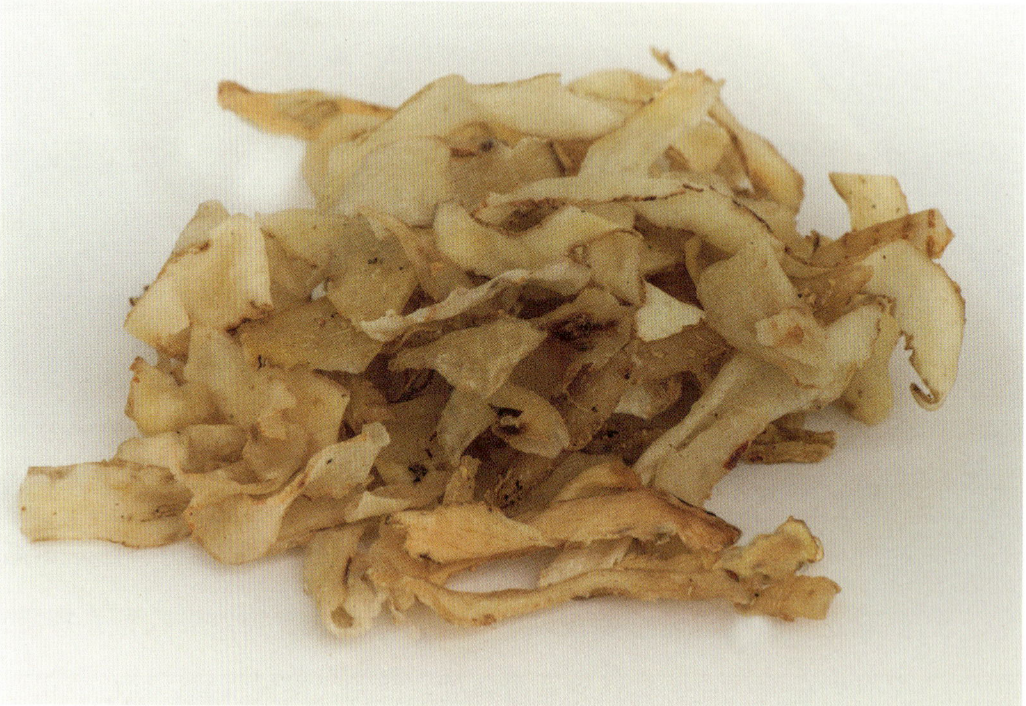

习惯等原因，肾精容易亏损，表现为腰膝酸软、头晕耳鸣、记忆力减退、性功能下降等。黄精入肾经，能够填精益髓，为肾脏补充能量，强壮腰膝，改善头晕耳鸣等症状，让人们重拾活力与精力。就如同为一棵逐渐枯萎的大树重新注入生机，使其枝繁叶茂，焕发生命的光彩。

古往今来，黄精在医籍中屡见不鲜。《神农本草经》盛赞其“久服轻身延年不饥”，此等美誉，足见其在养生延年方面的卓越功效。用黄精炖煮的鸡汤，鸡肉的鲜美与黄精的甘香相互交融，每一口都饱含着自然的醇厚与养生的智慧。用黄精制成的黄精膏，色泽温润，口感细腻，如丝般在舌尖滑过，为身体带来一场甜蜜的滋补之旅。

黄精，蕴藏着大自然的智慧与人类的梦想，在品味它的同时，我们也在感悟一种生活的哲学——简约而不简单，平静而富有内涵。让黄精陪伴我们，走过四季的变迁，体味生命的真谛，感受自然的馈赠。无论时光如何流转，黄精始终在那片山林中，静静地守护着属于它的“仙人余粮”的传奇。

生活经

SHENGHUOJING

1. 黄精为什么被称为“仙人余粮”？

黄精，别名“仙人余粮”，原因主要有以下几点。

第一，黄精富含淀粉、蛋白质、维生素等多种营养成分。在古代道家辟谷修行时，它可为人体提供能量与营养，维持身体机能，如同储备的粮食，助修行者度过少食五谷的时期。

第二，黄精具有卓越的养生功效。其味甘、性平，入脾、肺、肾经，能健脾益胃、滋阴润肺、填精益髓，长期服用可延年益寿、轻身健体，契合人们对仙人长生不老、身体矫健的想象。

第三，道家文化对其极为推崇。道家崇尚自然、追求长生，黄精生于深山，吸天地精华，被视作契合自然之道的宝物，道士常食以辅助修行。且诸多传说中仙人以黄精为食而身轻不老，民间口口相传，使得“仙人余粮”之名愈发深入人心，成为黄精独特而神秘的文化标志。

2. 黄精是不是人人适宜?

黄精并非人人适宜。脾胃虚寒且湿气较重的人群不太适合食用黄精。黄精味甘、性平，质地较为滋腻。脾胃虚寒者本身脾胃阳气不足，消化功能较弱，食用黄精后，可能会进一步加重脾胃负担，导致消化不良、胃脘胀满等症状。而对于湿气重的人来说，体内水湿运化不畅，黄精的滋补特性容易使湿气更难排出体外，从而加重体内湿气积聚的情况。

痰多咳嗽且痰稠难咯的人也不适合使用黄精。黄精主要有滋阴润肺、补脾益气等功效。当咳嗽痰多且痰液浓稠难以咯出时，黄精的滋补作用可能会使痰液更加黏腻，不利于排出；黄精的黏性成分可能会与痰液混合，使痰液变得更加浓稠，进而影响肺部的清肃功能，让咳嗽症状难以缓解。

另外，中焦气滞的人群也应谨慎食用。中焦气滞是指中焦气机不畅。黄精的滋补性质容易导致气滞情况加重，因为其会在一定程度上阻碍气机的正常运行。正常的气机升降出入对于人体的消化、吸收等生理功能至关重要，气滞会进一步影响脾胃等脏腑的功能，可能会出现胸胁胀满、嗳气、打嗝等症状。

3. 什么是九蒸九晒？常见的九蒸九晒的中药有哪些？

“九蒸九晒”是一种传统的中药炮制方法。“蒸”是利用水蒸气加热药材的方法，“晒”是指将蒸后的药材放在阳光下晾晒。“九”在古代文化中是一个虚数，代表多次，“九蒸九晒”的意思是反复进行蒸和晒的过程。

通过多次蒸晒，一方面可以改变药材的物理和化学性质。如蒸的过程能够使药材中的淀粉糊化、蛋白质变性等，让有效成分更易溶出，也有助于去除药材中的杂质和异味。另一方面，晒可以利用阳光中的紫外线来杀菌，还能使药材干燥，便于保存。而且多次蒸和晒的循环能使药材的性味更温和，还能降低毒性或刺激性，增强药效。

经常用九蒸九晒法制备的中药包括黄精、黑芝麻、熟地黄和何首乌。以黄精为例，其生用可能会有刺激性令舌麻，九蒸九晒可以降低这种刺激性，使其口感更好。同时，蒸晒过程能使黄精中的有效成分，如多糖等，更好地发挥作用。经过多次蒸晒，黄精中的淀粉等成分发生变化，更利于人体吸收，其健脾、润肺、益肾等功效也会增强。而且九蒸九晒后的黄精性质更稳定，更易于保存。

4. 黄精的“黄金搭档”有哪些？

黄精与一些食材搭配食用，可相互增益，发挥更佳的养生功效。

黄精与枸杞子搭配堪称经典。黄精能填精益髓，枸杞子善滋补肝肾、明目。二者合用，对肝肾阴虚所致的腰膝酸软、头晕目眩、视力减退等症有显著改善作用。如制成黄精枸杞茶，日常饮用，可于忙碌生活中滋养肝肾，为身体续航。

黄精与山药亦是佳配。山药补脾养胃、生津益肺、补肾涩精，与黄精共奏健脾补肺益肾之功。二者协同作用于脾胃，增强脾胃的运化吸收之力，可有效缓解因脾胃虚弱引发的诸般不适，还能润肺燥。黄精山药粥便是很好的选择，其软糯可口，易于消化，可为体质虚弱、肠胃功能不佳者提供温和的滋养。

黄精与鸡肉搭配相得益彰。鸡肉温中益气、补精填髓，黄精则健脾润肺益肾。鸡肉为黄精的滋补作用提供了丰富的营养依托，黄精又调和鸡肉的温性，使其滋补之性更趋平和。黄精炖鸡便是美味养生之佳选，对于气血不足、脾胃虚弱的人，它能促进营养吸收，改善气血状况，增强身体活力。

此外，黄精与蜂蜜搭配也有妙处。蜂蜜滋阴润燥、润肠通便，黄精的滋补结合蜂蜜的润养，既能增强养生功效，又可改善口感。可将黄精煎汁后调入蜂蜜饮用，有助于滋阴润燥、缓解疲劳。

5. 黄精的日常食用方法

黄精有多种食用方法。①可直接嚼食。将黄精洗净后切成小块或片状，入口慢慢咀嚼，能充分吸收黄精的营养，其口感软糯，有健脾、润肺、益肾之效。②泡茶饮用也不错。取 5 ～ 10 克黄精煎煮 20 分钟，或焖泡 1 小时后饮用，常饮可缓解疲劳、改善气色。③煲汤。如与鸡肉、排骨等搭配：先将食材处理好，与黄精一同放入锅中炖煮 1 ～ 2 小时，汤品滋味鲜美且营养丰富，对脾胃虚弱者大有裨益。④制作黄精粥。将粳米煮至半熟时放入适量黄精，继续熬煮至粥成，可作为日常养生早餐，助力消化吸收，温和滋补身体。⑤熬制黄精膏滋。黄精加水熬煮浓缩，加冰糖或蜂蜜调味，亦便于保存和长期食用，能有效增强体质、调理身体机能。

美食行

MEISHIXING

1. 五精酒

出处:《千金翼方》《太平圣惠方》《外台秘要》等古籍中均有记载。

材料：枸杞子 50 克，松针 60 克，白术 40 克，天冬 50 克，黄精 40 克。

做法：将枸杞子、松针、白术捣碎，天冬、黄精切薄片，一同浸入 2500 毫升高度白酒中，30 天后去药渣即可。

用法：每次 10 ～ 20 毫升，每日 2 次，可将药酒温热后空腹服用，也可随量饮用。

功效：具有补肝肾、益精血、健脾、祛风湿的作用，主治体倦乏力、食欲不振、头晕目眩、须发早白、肌肤干燥瘙痒等症。

2. 黄精膏

出处：唐代孙思邈《千金方》。

材料：黄精 500 克，冰糖、蜂蜜适量。

做法：黄精洗净，水中浸泡数小时。接着入锅加适量清水，大火煮开后转小火慢熬，期间不断搅拌以防粘锅。待黄精软烂、汤汁浓稠如膏时，加入适量冰糖或蜂蜜，继续搅拌至糖或蜂蜜完全溶化，便制成黄精膏。

用法：可直接食用，每日 1 ～ 2 次，每次 10 ～ 20 克；也可用温水冲服，将膏体加入温水中搅拌均匀饮用；还可涂抹在面包等食物上食用。

功效：黄精膏有润肺滋阴之效，能缓解肺阴虚所致的干咳、咽干等症状；可补脾益气，助力脾胃运化，改善由脾胃虚弱引发的食欲不佳、腹胀便溏等症状；还能补肾填精，对肾精亏虚造成的腰膝酸软、头晕耳鸣、须发早白等症状有调理作用，是滋补养生的佳品。

3. 黄精丸

出处：《奇效良方》。

材料：黄精、地黄等量。

做法：将黄精洗净蒸熟，晾晒或烘干减少水分后研磨成粉，加入适量炼制好的蜂蜜，混合均匀搓成丸，每丸重 5 ～ 10 克。

用法：口服，以温水送服。每次 9 ～ 15 克，1 日 2 ～ 3 次，具体用量可依病情与体质在医生指导下调整。

功效：黄精丸具有滋阴补肾之功，可有效缓解肾阴虚所致的腰膝酸软、头晕耳鸣等症，平衡人体阴阳；能润肺生津，减轻肺阴虚引发的干咳少痰、咽干口燥等症；还可补脾益气，改善脾胃虚弱导致的食欲不振、消化不良等状况，增强脾胃运化功能，为身体提供充足营养，提高身体活力与健康水平。